宝贝“心”事

先天性心脏病患儿家属必读

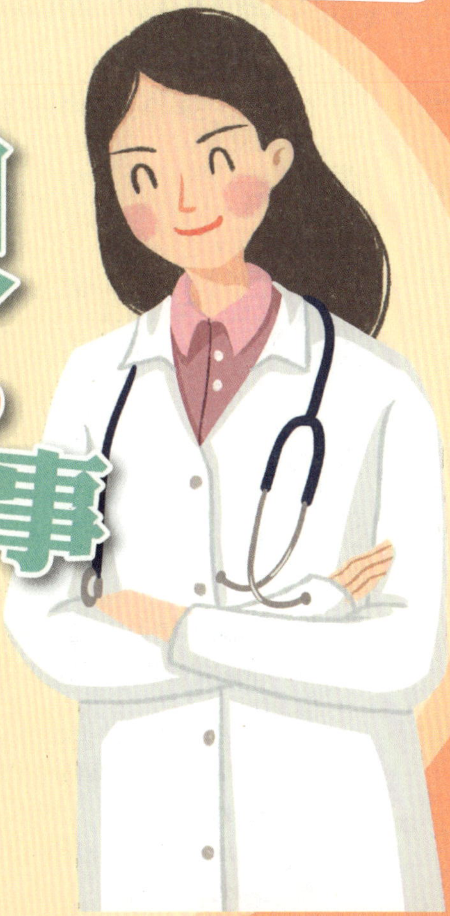

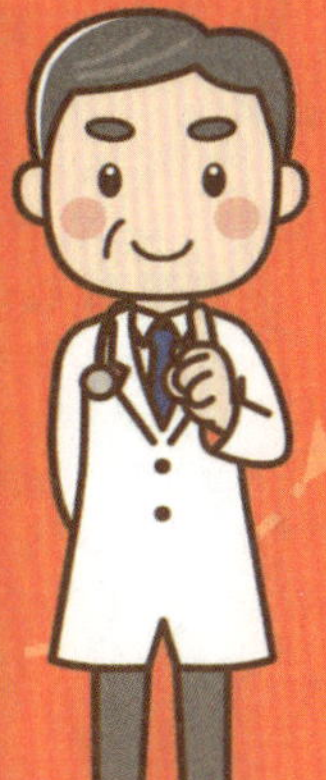

郭志鹏　主　编

天津出版传媒集团
天津科技翻译出版有限公司

图书在版编目(CIP)数据

宝贝"心"事:先天性心脏病患儿家属必读/郭志鹏主编. —天津:天津科技翻译出版有限公司, 2021.1

ISBN 978-7-5433-4018-3

Ⅰ.①宝… Ⅱ.①郭… Ⅲ.①小儿疾病-先天性心脏病-普及读物 Ⅳ.①R725.4-49

中国版本图书馆 CIP 数据核字(2020)第 064058 号

宝贝"心"事:先天性心脏病患儿家属必读

BAOBEI XINSHI:XIANTIANXING XINZANGBING HUAN'ER JIASHU BIDU

郭志鹏　主编

出　　版:天津科技翻译出版有限公司

出 版 人:刘子媛

地　　址:天津市南开区白堤路 244 号

邮政编码:300192

电　　话:(022)87894896

传　　真:(022)87895650

网　　址:www.tsttpc.com

印　　刷:北京博海升彩色印刷有限公司

发　　行:全国新华书店

版本记录:710mm×1000mm　16 开本　10.5 印张　150 千字

2021 年 1 月第 1 版　2021 年 1 月第 1 次印刷

定价:55.00 元

主编简介

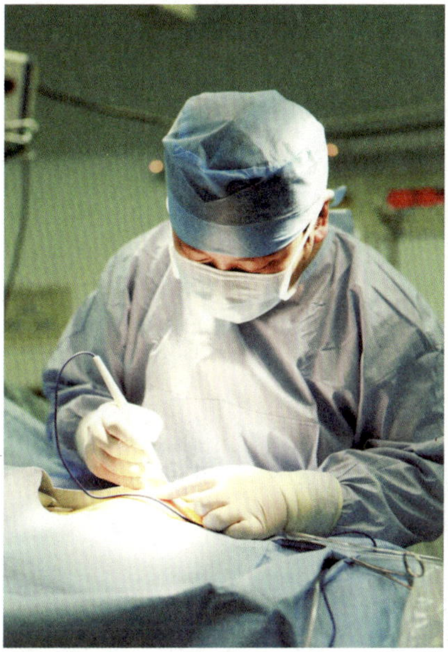

郭志鹏　泰达国际心血管病医院心脏外科副主任医师。2005年于南开大学医学院获七年制临床医学专业硕士学位，2016年于北京协和医学院获外科学博士学位，2018年获天津市卫生计生行业高层次人才“青年医学新锐”称号，入选天津市“131”创新型人才培养工程第二层次人选。从事心脏外科十余年，主刀、参与心脏手术两千余例，研究领域为先天性心脏病的外科治疗，终末期心脏病的机械循环辅助治疗。

编者名单

主　编　郭志鹏

编　者　（按姓氏汉语拼音排序）

白绍蓓　郭志鹏　韩雅楠　郝　英

刘　刚　刘　娟　刘　爽　母海波

牛筱婷　邵博涵　薛兰钢　张　岩

周永玲

插　图　王晓晴　郭志鹏

序　言

据世界卫生组织（WHO）、世界银行和哈佛大学联合进行的“世界疾病负担(Global Burden of Disease)”研究，保守估计，2015年全世界的先天性心脏病患者约为4890万人，是造成出生缺陷相关死亡的首要原因。另据一项循证医学研究计算，2010—2017年间，全球的先天性心脏病发病率约为0.941%，接近1%。如果按照2017年全球人口75.1亿计算，全球先天性心脏病患者数量约为7000万。国家心血管病中心发布的《中国心血管病报告2018》推测，目前我国有200万先天性心脏病患者，这一发病率与全球数据相比偏低，这可能与国内普查力度不足、缺乏科学的检测手段有关。从以上这些数据可以看出，先天性心脏病依然是最常见的儿童先天性缺陷。先天性心脏病的早期诊断和治疗，依然需要各级医疗机构和广大医务工作者的不懈努力。

泰达国际心血管病医院从2004年开始在天津市开展儿童先天性心脏病筛查，同时与民政部合作，在全国范围内开展孤贫先天性心脏病儿童的免费筛查和慈善救助工作。2009年，我们实现了全天津市先天性心脏病“零网眼”筛查。15年来，已经在天津市筛查超过120万例儿童，先天性心脏病阳性率为2.2%，同时救助了来自全国各地的孤贫先天性心脏病儿童1万多名。在取得一些成绩的同时，我们也发现，我国的先天性心脏病诊治工作存在很多现实上的困难。其一，治疗水平在地域上存在明显的不均衡性。随着医学的进步，越来越多的先天性心脏病得到早期诊断和治疗，在我国东南沿海经济较发达的地区，有的先天性心脏病甚至可以在妊娠期间就完成治疗。但很多去到偏远地区参加筛查工作的医生却常常会带回一些令人沮丧的消息：由于缺少早期诊治，不少孩子错过了手术的机会，有的孩子甚至惨遭遗弃。其二，由于医学知识晦涩难懂，家长们对先天性心脏病常缺乏正确的理解。一些初为人父人母的家长，往往会为孩子的病情感到束手无策、焦虑无助，想多了解一些却苦于没有途径。更有甚者，出于对先天性心脏病的恐惧，在妊娠期间做了四维彩超之后，就因为一个简单的先天性心脏病进行了引产。如何为这些爸爸妈妈们提供可靠的医学信息，帮助他们更好地认识先天性心脏病，让更多的"先天性心脏病宝宝"能够得到及时、得当的救治，成为摆在医务工作者面前的重要任务之一，也成为我们编写这本科普作品的初衷。

既然是一本科普作品，就必须既能准确地传递知识，又要做到深入浅出、通俗易懂。著名的美籍犹太裔物理学家、诺贝尔物理学奖获得者理查德·菲利普斯·费曼，除了在物理学上取得了巨大成就，还因有一种将复杂观点用极其简单的语言表述出来的能力而著称于教育界，并逐渐发展成为一种非常流行的学习技巧，叫"费曼学习法"。简单来说，就是把复杂的知识用浅显易懂的方式讲述出来。这种学习的思路与科普作品的创作理念不谋而合！读过书稿之后，我欣喜地看到，郭志鹏医生及其团队在这方面做出了很多努力并获得了较为满意的结果。

这本书从心脏的基本结构讲起，不仅为广大读者介绍了各种常见先天性心脏病的特点、治疗手段和手术流程，详细讲解了术前术后的一些护理要点和康复策略，还对爸爸妈妈们在治疗过程中最关心的问题做出了较为全面的回答。读者们手中拿着的不仅仅是一本内容严谨的科普作品，更是一本赠给先天性心脏病宝宝父母并让他们读懂的秘籍，一本让他们能够带着孩子在整个诊断治疗过程中顺利通关的秘籍。

是为序。

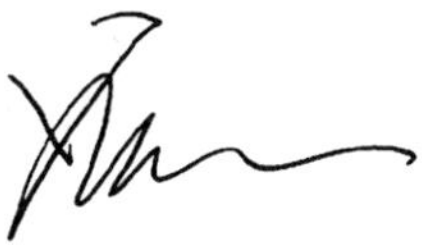

刘晓程

心血管外科教授

泰达国际心血管病医院院长

天津医科大学心血管病临床学院院长

中华医学会常务理事

北美胸外科学会(STS)会员

日本昭和大学客座教授

北美胸外科医师协会(AATS)会员

前　言

2016 年夏天，泰达国际心血管病医院的先天性心脏病筛查车开到了山西省的晋城市、长治市。一天上午，筛查车上来了一位中年男子，身后跟着个怯生生的小姑娘。第一眼看到这个孩子，我就觉得有问题：她的嘴唇是青紫色的。“或许这是一个发绀属的孩子，也许是个法洛四联症？”我在心里这样对自己说。然而，当我把听诊器放在她胸前时，并未听到明显的杂音——这不正常，或者是更复杂的先天性心脏病，或者是另一种我们很不希望发生的情况。很快，身后的超声科医生就揭晓了答案：巨大室间隔缺损，心室水平双向分流，以右向左为主，提示艾森曼格综合征。更复杂的先天性心脏病或许能通过手术治疗，但艾森曼格综合征却常常代表着绝望。

通过向家长追问病史，我们了解到小姑娘从小没有症状，学校检查身体也从未听到有心脏杂音，但从去年开始，孩子慢慢地“紫了”。这种情况在临床上也间或会遇到，之所以难以发现，是因为巨大室间隔缺损两侧的压力相近，分流量很少，听诊杂音很弱甚至没有杂音，随着病情进一步发展，肺动脉压力越来越高，当右向左分流成为主流，静脉血大量涌入了左心室，进入体循环，才出现了发绀的体征。当原本口唇颜色正常的孩子出现了发绀，往往意味着他们已经失去了手术的机会！同样的悲剧，我和我的同事，在青海、西藏遇到过，在内蒙古遇到过，在河南、河北遇到过，在医院出门诊时也遇到过……

先天性心脏病是一大类严重影响儿童健康的疾病。狭义的先天性心脏病，主要是心脏结构存在的先天畸形及其造成的病理生理改变。随着现代医学诊断和治疗技术的进步，越来越多的先天性心脏病患儿得到了及时救治。那么，医学发展到今天，是不是所有的先天性心脏病都能够治愈了？

医学的发展道路历来坎坷，心脏外科也不例外，现在也依然有很多难题等待破解。

人类对自身的认识，经历了很长的过程。早在古希腊时期，著名的"西方医学之父"希波克拉底就提出了关于人体的"体液学说"。古罗马的医学家克劳迪亚斯·盖伦则为后世的医学发展奠定了一定的解剖学基础，虽然这些解剖学知识大多源自对猴子的观察。直到16世纪，比利时医学家安德烈·维萨里才通过人体解剖的实践，了解了真正的人体结构，成为近代解剖学创始人。时间又过去将近一百年，威廉·哈维终于在人类历史上第一次发现了血液循环的规律。《尚书·说命中》提道："说拜稽首曰：'非知之艰，行之惟艰。"先天性心脏病也是如此，了解疾病并不代表能够治疗疾病。心血管是一个封闭的系统，那么问题来了，怎么在心脏上做手术？我们前面提到的希波克拉底曾经说过："心脏上的伤口是致命的！"两千多年前的古人，要在心脏上动刀子，的确为时尚早。遗憾的是，19世纪末的著名外科学家西奥多·毕尔罗特依然坚信："任何一位还想在袍泽中顾全脸面的外科医生都不会去尝试缝合一颗心脏(Any surgeon who wishes to preserve the respect of his colleagues would never attempt to suture the heart)。"所幸，心外科的先贤们并未因此停止努力与尝试。直到1953年，约翰·吉本与IBM公司的工程师们合作制造出了人工心肺机，心脏外科才终于走上快速发展的道路。当然，外科技术的进步还要依靠很多我们不应该忽略、发展过程同样曲折的技术，如麻醉技术、血型问题、抗凝问题、抗生素、抗排斥药物等。可以说，今天的心外科医生是站在巨人的肩膀上，才取得了一项项令世人瞩目的成就。

让我们回到前面的问题：是不是所有的先天性心脏病都能够治愈？绝大多数是的。当然，还有一个前提，要及时治疗，否则就会一次又一次上演前文中提到的悲剧。对于一些罕见的复杂先天性心脏病，也许无法根治，但我们也会尽力去做一些能够改善孩子生活质量的姑息手术。作为一名心外科医生，我希望每一位家长都不要轻易放弃，每个孩子都能够得到及时的救治，每一个家庭都能够重拾欢笑。无论如何，当您的宝贝罹患先天性心脏病的时候，请相信，我们会与您共同努力。毕竟，当潘多拉的魔盒打开之后，盒底还有一样东西，叫作希望，不是吗？

本书尝试用通俗易懂的语言，揭开先天性心脏病的神秘面纱，从正常心脏的结构说起，用图文并茂的方式详细介绍先天性心脏病的种类、诊疗以及看护要点。这本书的一大特色是在每一章的最后一节，列出了爸爸妈妈们最关心的问题，并给予科学、详细的解答，是一部对于先天性心脏病患儿家属具有重要参考价值的医学科普作品。如果您还有更多的疑问，也可以通过知乎(Dr. GuoZP)与我进行交流。

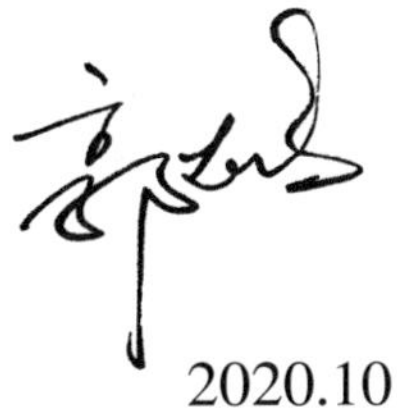

2020.10

目　录

本书配有智能阅读助手，为您1V1免费定制
《宝贝“心”事：先天性心脏病患儿家属必读》阅读计划

帮助您实现“时间花得少，阅读效果好”的阅读目的

建 议 配 合 二 维 码 一 起 使 用 本 书

您可获取专属于您的阅读计划：

阅读服务方案	阅读时长指数	为您提供的资源类型	帮助您达到以下阅读目的
高效阅读	阅读频次 较低 每次时长 较短 总共耗费时长	技巧类、知识总结类	帮您快速掌握先天性心脏病核心要点

针对您选择的阅读计划，您可以享受以下权益：

立刻获得的主要权益

专享本书社群服务

提供创造价值与私密的深度共读服务

群内分享阅读干货，发起话题探讨

专家咨询

同本书主编咨询问答

帮您解决阅读过程产生的问题

长期获得的主要权益

- **抢兑礼品**　免费抽取实物大礼　不少于2次限时抽奖
- **专属资讯推送**　每周1~2次，内容包括医疗咨询，健康知识等

微信扫码

首次添加智能阅读助手的步骤

第一步：扫描本页二维码

第二步：点击 点击雇佣我 ，长按识别二维码，添加智能学习助手。

或者，您也可以点击 点击查收 ，然后点击 点我加好友 ，长按识别二维码，添加智能学习助手。

第三步：点击 雇佣我吧 ，根据页面提示填写【本书完整书名】，即可获取本书的配套服务。

（您也可以选择页面下方【跳过步骤】直接进入首页）

第四步：点左上角 进入首页，点击【1V1定制读书计划】，可为您定制本书阅读服务方案。

再次使用智能阅读助手的方法

方法一：打开手机微信，在【微信】界面下拉（如图一所示），找到智能阅读助手的图标 ，点击即可。

方法二：打开手机微信，在【发现】界面点击【小程序】（如图二所示），找到智能阅读助手的图标 ，点击即可。

方法三：微信再次扫描本页二维码，按照步骤指引使用。

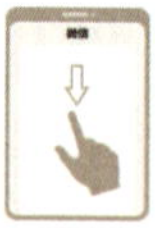

图一

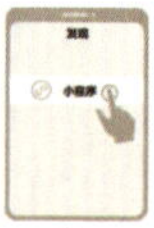

图二

❗鉴于版本更新，部分文字和界面可能会有细微调整，敬请包涵。

第 1 章

正常的心脏

认识你自己！

——希腊德尔斐神庙门楣名言

什么是先天性心脏病呢？这是很多爸爸妈妈，第一次从医生那里听说了这个名字时，脑子里冒出的第一个问题。

简单来说，先天性心脏病是指由于心脏及大血管的发育障碍或异常而引起的结构异常。这些心脏的结构异常，可能是心脏内的孔洞，可能是某些结构的发育不良，可能是各种结构和血管的连接异常，也有可能是某些本该在出生后消失的通道未能闭合。为了更好地理解先天性心脏病，我们先来了解一下正常的心脏是什么样子。

不知疲倦的“水泵”

在介绍心脏之前，我们不妨先来聊聊血液。血液是流淌在血管之内的液体，其成分非常复杂，除了含有各种血细胞，如红细胞、白细胞、血小板，还含有大量的营养物质、无机盐、凝血因子、免疫物质等。血液的作用包括物质运输、调节人体温度、防御、调节人体渗透压和酸碱平衡，这四大功能对人体的重要性不言而喻，可谓是生命不息，运行不止。从某种意义上来说，血管就像是我们体内四通八达的高速公路，而血液则如同高速公路上运行的交通工具，将大量重要的货物，送到身体的各处，并带走废物。这么看的话，血液像不像一个物流公司？

那么，是什么驱使血液流动呢？作为人体脉管系统中枢的心脏以及遍布全身的骨骼肌，就是促进血液流动的动力之源。这其中，又以心脏的作用最为重要，也最不可或缺。

心脏位于两肺之间，接近胸部中央偏左的位置。人们常说，心脏的大小和右手握拳之后差不多，实际上，比拳头还要大一些。心脏是身体的核心肌肉，也是宝宝们在妈妈肚子里发育时形成的第一个器官。

心脏的作用就像是一个水泵，通过不断地收缩和舒张，将血液挤入动脉，促使血液循环，发挥上述的血液四大功能。早在我们还没有出生的时候，心脏已经开始跳动，参与胎儿的血液循环，这个简单的动作将不知疲倦地重复下去，直至生命的尽头。心脏如同我们生命的代言人，在古人眼中，心脏的存在和跳动，就等同于性命所在。所以，虽然国际上早已推行“脑死亡”的概念，但在很多国家和地区以及很多文学作品中，依然将心跳停止作为一个人生命结束的标志。

心脏的结构：四个房间四个门——心房、心室和瓣膜

心脏这个连接动、静脉的交通枢纽是心血管系统的“动力泵”，如同一个电路板上的电源，是整个“电路”的核心。心脏外面穿了一层薄薄的外衣，这层外衣称为心包。现在我们透过心包，来看看这个由肌肉组织组成的中空器官内部都有什么特殊结构。心脏内有一道由厚厚的肌肉壁建成的城墙，将心脏分为左右不相通的两个部分，每个部分都是一房一室的“房型”，上面的空腔叫心房，下面的叫心室。一般来说，左边的叫作左心房和左心室，右边的叫作右心房和右心室。但实际上，如何区别左右心房、左右心室，还要看心房、心室内部的结构特点，这对一些复杂先天性心脏病的宝贝尤其重要。有些人的心脏在胸腔里的位置会发生改变，甚至位于完全相反的位置，就像是从镜子里走出来的人一样。我们把这种和正常心脏完全相反的心脏叫作“镜面右位心”。

这四个“房间”分别有不同的血管与之相连，结合自身的收缩和舒张，才能够发挥交通枢纽的作用。与左心室连接的叫作主动脉，与右心室相连的是肺动脉，与左心房相连的是肺静脉，与右心房相连的是上腔静脉和下腔静脉。心房和心室之间，心室和动脉之间都具有能够开闭的“门”，我们称之为心脏瓣膜。血液通过像大门一样的瓣膜从一个腔流至另一个腔，但这些门只能朝一个方向开，使血液只能向前流动，当血液反向冲击这些大门的时候，大门会迅速闭合，防止血液发生反流(图 1.1)。

某种意义上，心脏瓣膜的结构和一个真正的大门并没有太多区别。门如果破了，会漏风，瓣膜如果出现了缺损、穿孔或裂隙，就会在关上以后向反方向漏血。门是装在门框上的，而瓣膜则是附着在瓣环上的。门框如果松了，门就会关

不严，瓣环扩大了，瓣膜也会关闭不全。在很多大门后面，会拴着绳子或弹簧，防止门开向另一边；瓣膜的边缘上也附着了腱索，腱索又连接在乳头肌上，可以防止瓣膜突向另一侧。绳子断了，门会向反方向开，腱索断了，或者乳头肌功能异常，瓣膜会发生脱垂。当我们了解了这些知识，再看到有关心脏瓣膜关闭不全或者反流的情况，就知道要从哪几个方面来分析问题了。

心脏的四个“房间”和四个“门”各司其职：右心房和左心房收集从身体和肺脏返回的血液，因而称为“收集腔”。右心室和左心室将血液从心脏泵出，然后流向肺脏和身体各个部位，因而称为“泵出腔”。

进出心脏的高速公路：大动脉与静脉

进出心脏各个房间的大动脉和大静脉，就是人体循环网络中重要的高速公路，这些高速公路逐渐分出“国道”“省道”“乡道”，血管越分越细，最终把养分送达人体每一个细胞，再带走代谢产物，“小路”变“大路”，“大路”尽头上“高速公路”，最终又回到心脏(图 1.2)。

动脉是运送血液离开心脏的管道。连接左心室、右心室的动脉分别是主动脉和肺动脉。这些动脉血管的管壁较厚，弹性大，在行程中不

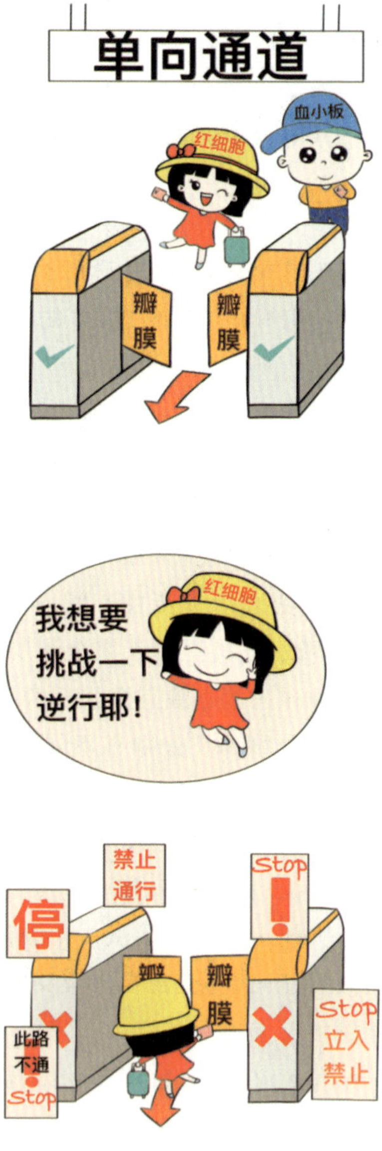

图 1.1　瓣膜的作用

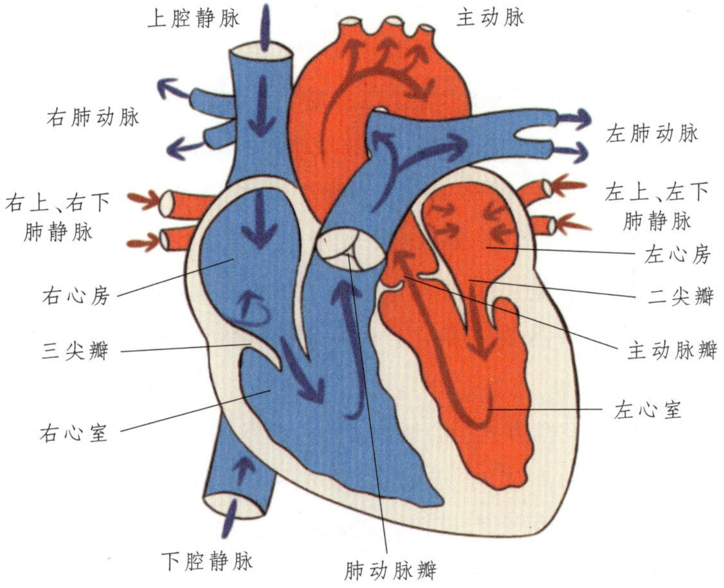

图 1.2　各个房室、瓣膜及相连的血管

断分支，愈分愈细，最后移行为毛细血管。主动脉从心脏发出后先是向头部的方向走行（升主动脉），然后一个“转弯”（主动脉弓）向下，经过胸部降至腹部（降主动脉），从弓形分出三支动脉为上肢和头部提供血液。左颈总动脉为头部供血，左锁骨下动脉为左上肢和胸廓供血，无名动脉（又叫头臂干动脉）为头部、右上肢及胸廓供血。主动脉经胸、腹下降，其分支供应胃肠道器官、泌尿生殖系统、脊柱和下胸部及腹部肌肉。然后主动脉分为髂动脉，进一步分为股动脉。

肺动脉是一条“短途高速”，只负责把右心室里缺氧的蓝色静脉血送到肺脏。

静脉是运送血液回流至心脏的血管，管壁薄，管腔大，弹性小，容血量较大。其中，连接右心房的是上、下腔静脉，负责收集从全身各处回来的缺氧的静脉血。连接左心房的是肺静脉，接收来自肺脏的动脉血。

心脏的功能：大小两个循环

一个心动周期包括心脏的一次收缩和一次舒张，这个过程与我们握紧和松开拳头的动作很相似。当心房舒张时，肺部的血液经肺静脉回流进入左心房，全身各处的血液经过上腔静脉和下腔静脉回流入右心房。随后心房收缩，心室舒张，血液穿过心房与心室之间的瓣膜(二尖瓣、三尖瓣)进入心室。接下来是心室收缩，二尖瓣、三尖瓣关闭，左心室的血液从主动脉泵出，流入全身各处，右心室的血液从肺动脉泵出，流向肺部。然后动脉瓣膜关闭，心室舒张，二尖瓣、三尖瓣开放，配合着心房的收缩，血液又一次开始充满心室。当我们描述这一过程的时候，用了很多文字，似乎是一个很慢的动作，但实际上，这个无数心肌细胞共同协作完成的心动周期只需要零点几秒到 1 秒的时间，不得不说，心脏真是一台精密的仪器(图 1.3)！

以上就是心脏的工作方式。心脏跳动时，会发出“咚咚”的声音，这个声音是心脏瓣膜打开和闭合时产生的。通过每次心跳，血液推开主动脉瓣，进入主动脉，然后流至身体部位。每个瓣膜在体表都有自己特定的听诊区域，有经验的医生通过听诊，就可以基本判断瓣膜的工作情况。

血液由左心室泵出，经主动脉再经过全身的各级动脉到达全身毛细血管，在此与周围的组织、细胞进行物质交换和气体交换，再通过各级静脉，最后经上、下腔静脉返回右心房，这一循环途径称为体循环，也称为大循环。当血液流经全身各部分组织细胞周围的毛细血管网时，不仅由红细胞中的血红蛋白把它所结合的氧释放出来供细胞利用，还要把各种营养物质供给组织细胞利用，同时再把细胞产生的二氧化碳等废物带走。经过这么一个过程，血液就由含氧丰富、颜色鲜红的动脉血变成了含氧较少、颜色暗红(有时候大家说是蓝色)的静脉血。

血液由右心室泵出，通过肺动脉干及其各级分支到达肺泡毛细血管网进行气体交换，再经肺静脉进入左心房，这一循环途径称为肺循环，大概是因为整个“路途”相对较短，所以也叫小循环。血液流经肺部的毛细血管网时，所携带的二氧化碳经过“气血屏障”迅速弥散到肺泡中，最终由我们呼出体外，而肺泡中的氧则进入血液与红细胞中的血红蛋白结合，于是血液就由含氧量较少、颜色暗红的静脉血变成了含氧丰富、颜色鲜红的动脉血(图 1.4)。

由以上可知，体循环和肺循环其实都不是一个单独的完整循环，而是连接在一起，形成了身体完整的血液循环途径。血液循环是人体内繁忙的运输线，维

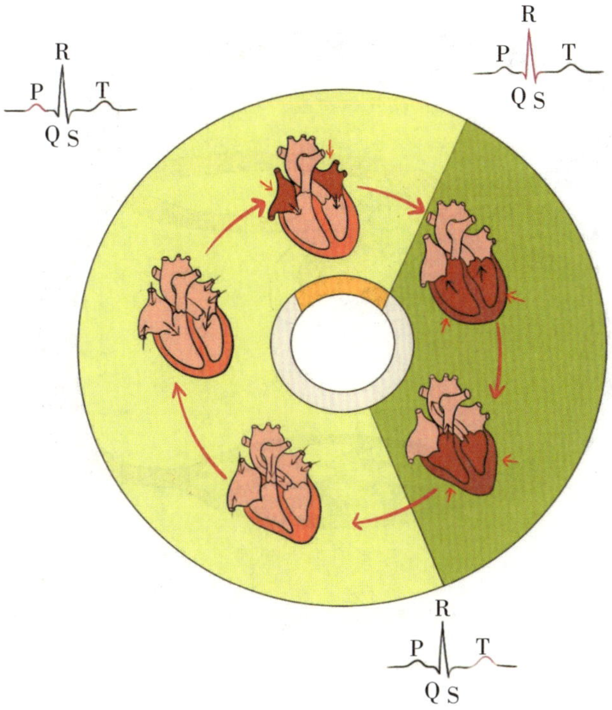

图 1.3　一个心动周期(深绿色区域为收缩期,浅绿色为舒张期)

持着我们的生命。

四通八达的电缆——心脏的传导系统与心脏节律

心脏的传导系统就相当于心脏的光缆，负责着心脏内电冲动的产生和传导。心脏作为一个整体,要完成一个个心动周期的舒缩活动,需要大量心肌细胞之间精密的配合,而完成配合所需要的指令,便依赖于心脏传导系统内的电冲动。这些电冲动,可以把收缩和舒张的命令传递到所有的心肌细胞(图 1.5)。

心脏内的细胞就像机械的各个零件,作用是不尽相同的。按形态和功能可分为两类:普通心肌细胞和特殊心肌细胞。普通心肌细胞是构成心房壁和心室壁的主要部分,主要功能是收缩;而特殊心肌细胞具有自律性、传导性和兴奋性。它们具有产生电脉冲和将冲动传导到邻近细胞的能力,控制着心脏的节律

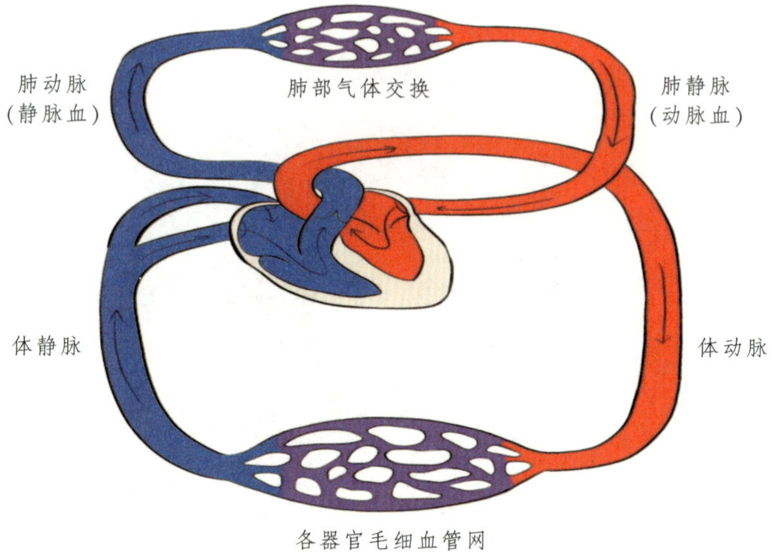

图 1.4 体循环和肺循环

性活动。

构成心传导系的这些特殊心肌细胞，包括窦房结、房间束、房室结、房室束、左束支、右束支、浦肯野纤维等组成。这些细胞组成的传导通路就像是心脏内部的电缆，构建出极其高效的信息网络。

右心房上有一个很小的区域，称为窦房结。窦房结控制心脏跳动，因而被称为人体的“天然起搏器”。心脏每跳动一次，窦房结产生的电脉冲经房间束传导至左心房，引起左右心房肌肉收缩，从而使血液被送至心室。然后，电信号经由房室束传导至左右束支，进入浦肯野纤维传至心室，使得心室收缩并将血液泵出心脏。

在医疗工作中，我们可以用心电图测量心脏的电活动，并且用波形的方式记录下来，如果这些传导细胞遵循着正常的工作程序勤劳地工作，心电图的波形就会显示如下图 1.6。

如果心脏传导系统中的某一个部位偷懒或者生病了，就会导致正常的工作

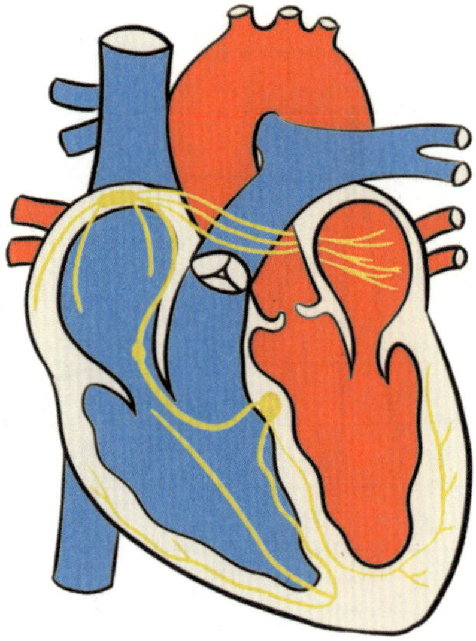

图 1.5　心脏的传导系统(黄色线条所示)

程序被打乱,那么心脏内冲动的形成或传导就会发生障碍,从而导致心律出现问题(心律失常)或心跳停止(心搏停止)。心律失常的发生不但扰乱了电信号的形成和传导,也会影响到心脏后续的机械功能,极端的如室速和室颤,患者常常合并严重的血流动力学障碍,甚至威胁生命。

需要说明的是,心脏手术可能会对传导系统造成伤害,一方面是因为这些功能特殊的细胞看上去与普通的心肌细胞并不一定有分别;另一方面,在先天畸形的心脏里,传导系统的位置也可能会发生变异——不走寻常路。当传导系统受到损伤的时候,就好比工人师傅施工不小心挖断了电缆,会造成心脏节律异常。有的时候,手术中对心脏的牵拉也可能会造成心肌暂时的水肿,影响到传导系统的正常工作。极个别的情况下,某些复杂先天性心脏病的手术操作可能会损伤到传导系统,那么这个时候就需要靠临时起搏器甚至是永久起搏器来帮忙了。

血压与血氧饱和度

血液如同一条奔流不息、永远向前的河流,通过心脏这个“动力泵”的循环

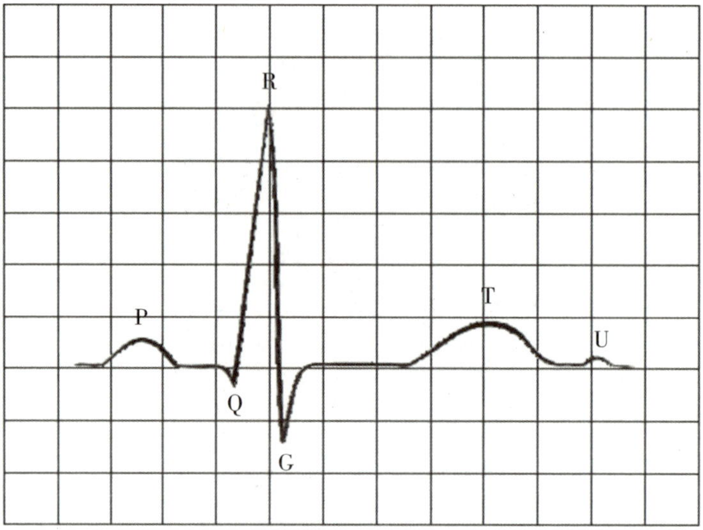

图 1.6 心电图波形

机制在人体内往复流动,将氧气和养分输送到全身各处。在流动的过程中,血液会对血管内壁产生压力。就像是水流对水管产生的压力——当你捏紧一根正在冲水的胶皮管子时,就能感受到水压的存在。同样的,如果你把示指或中指轻轻按在人体的一些表浅动脉如桡动脉、股动脉处,也可以感觉到脉搏和血压的存在。心脏收缩时动脉内压力最高,这时对血管壁产生的压力叫作收缩压,也就是大家口中所谓的"高压"。当心脏舒张时动脉血管弹性回缩,对血管壁产生的压力叫作舒张压,也就是我们经常说的"低压"。

正常情况下,右上肢的血压会比左上肢略高,下肢血压比上肢血压高。而一些先天性心脏病由于对动脉血管产生了影响,也会对血压产生影响。诸如动脉导管未闭、主动脉缩窄、主动脉弓中断等,病变位置前后的血压可能存在较大差别;再比如主动脉瓣关闭不全时,舒张压会有一定程度的下降,此时测量血压会发现高、低压的差值(术语称为"脉压")增大。由此可见,临床上仔细查体、测量血压,对于诊断先天性心脏病有很大的价值。当然除了心脏结构的改变对于血压的影响外,也会有很多其他因素干扰精确的血压测量,例如孩子哭闹、疼痛、肥胖、运动、心律失常等。

氧气对于维持生命是必须的，机体各个器官都依赖氧气，大脑和心脏对于氧气尤为敏感。氧气分子要在血液中转运，必须搭乘“顺风车”，通过与红细胞中的血红蛋白结合实现。肺循环阶段氧气被吸入肺内，透过肺泡内的“气血屏障”与红细胞中的血红蛋白结合，同时，血液中的二氧化碳也迅速弥散到肺泡里。于是，含氧量较少、颜色暗红的静脉血就变成了含氧丰富、颜色鲜红的动脉血，然后由心脏持续地将氧合的血液泵入全身，完成对组织的供氧。正常的氧气转运需要满足以下要求：氧气要毫无阻碍地进入肺内；需要从肺内的空气腔隙即肺泡进入血液；血液中必须有足够的血红蛋白充当氧气进入组织的“顺风车”；心脏必须泵出充足的血液到组织中以满足组织器官对于氧气的需求；人体内必须要有充足的血容量以保证氧合的血液到达各个组织。许多疾病会造成氧供给的缺乏，影响细胞正常的工作，所以血液中到底运送了多少氧分子，在一定程度上决定了组织可以利用的氧的含量。那么怎么衡量血液的携氧量呢？这就要用到血氧饱和度这个指标了。血氧饱和度指的是血液中携带氧分子的血红蛋白占全部血红蛋白的比例。血氧饱和度监测在临床救护中很重要。临床工作中经常会用到无损伤的经皮血氧饱和度检测仪，通过测量指尖、耳垂等末梢循环部位来得到血氧饱和度值。通常来讲，血氧饱和度在 94%~100%之间都是正常的（图 1.7）。

先天性心脏病中有一类发绀型心脏病，包括大动脉转位、肺动脉闭锁、法洛四联症、三尖瓣闭锁、左心发育不良综合征、主动脉弓离断等。这类疾病患儿皮肤呈青紫色（也叫发绀），这种颜色意味着孩子体内的血液细胞中携带的氧气较少，或没有足够的含氧血液到达身体，造成嘴唇、舌头、皮肤、手指和脚趾呈青紫色。先天性心脏病引起的发绀往往出现在刚刚出生后不久的婴儿，但是，有时发绀直到年龄稍大后才出现，后者的情况可能会更为严重。

心脏发育的关键阶段

准妈妈的孕期是个漫长又充满幸福感的过程，每一位准妈妈都希望自己的宝宝能健康平安地出生。胎儿的心脏是全身发育中最早有功能的器官。胎心就是胎儿的心跳，胎心音、心率、心率的变异程度可以直接反映胎儿的情况。在怀

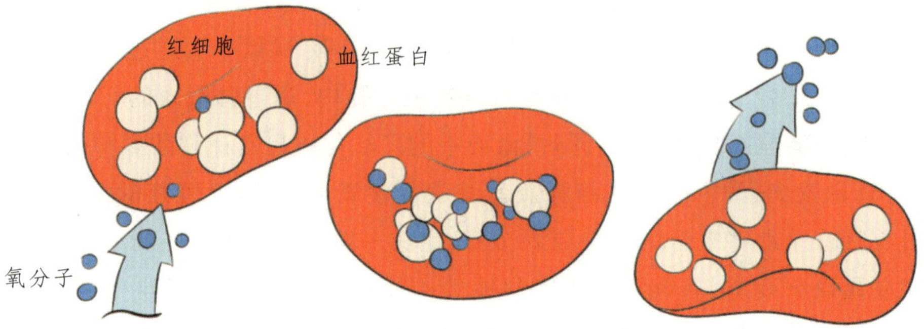

图 1.7　氧分子“搭乘”红细胞的过程

孕后三四周，胎儿的心脏就开始跳动了。事实上，胚胎发育的第 18~19 天，心源细胞就开始努力茁壮成长了。

在这个艰辛与漫长的过程中存在很多导致心脏发育异常的风险，直到孕期的第 8 周，心脏的发育基本完成。遗憾的是，先天性心脏病的病因还不完全清楚，目前认为先天性心脏病的发生可能是胎儿周围环境因素与遗传因素共同作用的结果。在胎儿发育阶段，如果任何因素影响了心脏的发育，致使心脏的某一部分发育停顿或异常，即可造成心脏的先天性畸形。我们把遗传因素称为内因，周围环境因素则归为外因，这其中又以后者多见。内在因素主要与遗传有关，如染色体异常和基因突变。外在因素中较重要的为宫内感染，特别是妈妈怀孕早期病毒感染，如风疹、腮腺炎、流行性感冒、柯萨奇病毒感染等，其他例如缺乏叶酸、接触大量的放射线、污染的环境、服用某些可能致畸的药物、代谢疾病、宫内缺氧等均有可能与疾病发生有关。所以，预防先天性心脏病应该从孕前及孕期开始(图 1.8)。

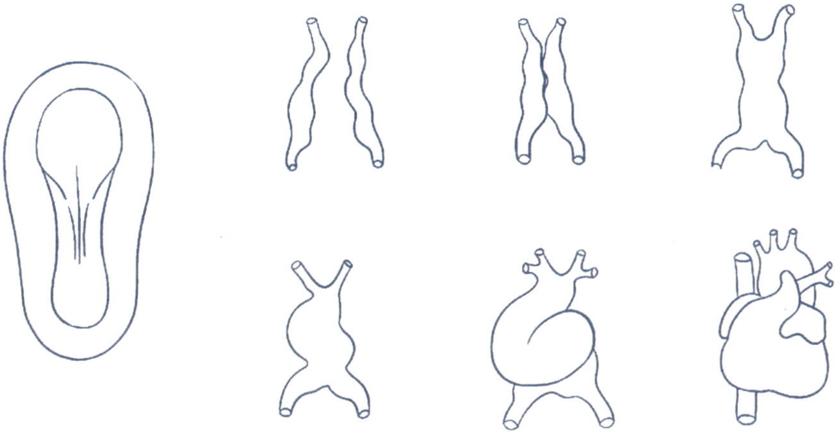

图 1.8　心脏的发育过程

（张岩）

第 2 章

心的缺憾

黑夜无论怎样悠长,白昼总会到来。

——莎士比亚《麦克白》

常见先天性心脏病简介

在本章,我们将向爸爸妈妈们着重介绍最常见的先天性心脏病,包括:室间隔缺损、房间隔缺损、动脉导管未闭、法洛四联症、心内膜垫缺损、肺静脉异位引流等,对于一些不太常见的复杂心脏畸形,也会做一些简单介绍。

室间隔缺损

室间隔缺损(医生们有时候也称之为“VSD”)是最常见的先天性心脏病之一,指位于两个心室之间的室间隔上的孔洞,就如同两个屋子之间的墙上出现了一个“窟窿”。室间隔缺损的产生是由于胚胎发育期间室间隔发育不完全造成的,发病率在先天性心脏病中占到约20%,占到全部新生儿的0.5/1000。50%以上的复杂先天性心脏病,都合并有室间隔缺损(图2.1)。

室间隔作为两个心室之间的“隔断”,结合室间隔的结构,根据缺损发生部位的不同,可以把室间隔缺损大致分为如下几类:

- 膜周部室间隔缺损:位于心脏膜部及周围,靠近三尖瓣或者主动脉瓣。
- 流入道型室间隔缺损:位于三尖瓣下,心室流入道处。
- 嵴上型/干下型室间隔缺损:位于肺动脉瓣下方。
- 肌部室间隔缺损:位于肌部室间隔。
- 嵴下型室间隔缺损:位于室上嵴下方。

小的室间隔缺损可能没有任何症状,只是在查体的时候听到心脏杂音。如果室间隔缺损是中等大小或者更大,则可能会引起心跳增快、呼吸快速、体重增长慢、发育迟缓、喂养困难(进食时可出现疲倦和出汗)、皮肤苍白等症状,伴随着这些症状的孩子,体质也相对较弱,容易发生呼吸道感染。

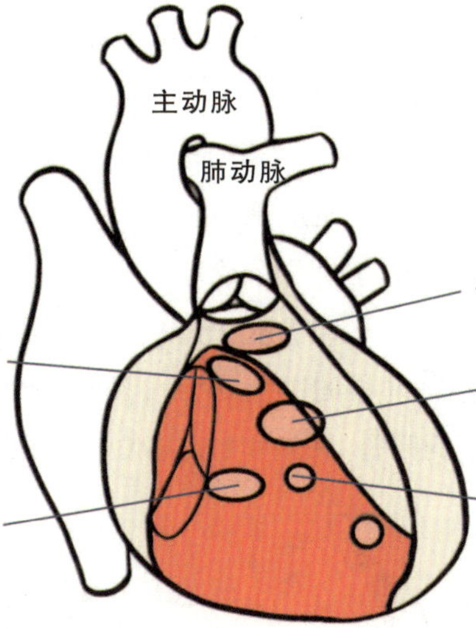

图 2.1　室间隔缺损的常见类型

那么,在存在室间隔缺损的心脏里,到底发生了什么?这些事情最终又会导致什么样的结果?

生理状态下,左心室的压力要远远高于右心室,但两间屋子由“一堵墙”隔开了,所以动脉血、静脉血不会相遇。现在两个房间的墙上出现了一个洞,高压腔(左心室)里富含氧气的红色动脉血自然就会流入低压腔(右心室),此时右心室里是动、静脉血的混合血。如果这个缺损直径很小,那么对孩子的影响也微乎其微。如果存在比较大的缺损,分流的血流量会很大。这些额外的血液涌入肺动脉会引起肺充血,而过量的血液最终也会回到左心系统,所以又会增加左心系统的负担,因此临床上常常会看到室间隔缺损的孩子左心房、左心室都是增大的(图 2.2)。另一方面,肺内血流的增加会造成肺小动脉的痉挛。长此以往,肺小动脉的内膜发生了增生、增厚,最终发展成肺动脉高压。简单来说,肺动脉高压主要体现为肺内小动脉的阻力不同程度的增加。如果是很大的缺损,这一病理过程将会进展得很快——随着肺动脉里的阻力进一步升高,右心室的压力也逐渐升高,左、右心室之间的压力阶差降低,左向右的分流逐渐减少,出现了双向的分流。此时,右心室内缺氧的蓝色静脉血也可以有一部分进入左心室,使进入体循环的血液成了动、静脉的混合血。孩子可能看上去口唇依然红润,但是监测血氧饱和度却已经不饱和了。最终,右心室的压力高过左心室的压力,两个心室之间变为右向左为主的分流,静脉血进入左心室的阻力远低于进入肺脏的阻力。于是,体循环内缺氧静脉血的比例进一步增加,孩子出现了肉眼可见的口唇、甲床青紫,称作艾森曼格综合征(Eisenmenger Syndrome)。这时,情况已经十分严重了。

在临床上,我们见过太多的小朋友,因为一个大的室间隔缺损没有得到及时诊断,或是由于经济原因没有及时手术,等再来看病的时候,已经失去了手术的机会。相信每一位从事心脏外科的医生、护士,只要看到过一次,就再也不会忘记那些爸爸妈妈和宝贝绝望的眼神。在这里,想再次提醒读到这段文字的宝爸宝妈

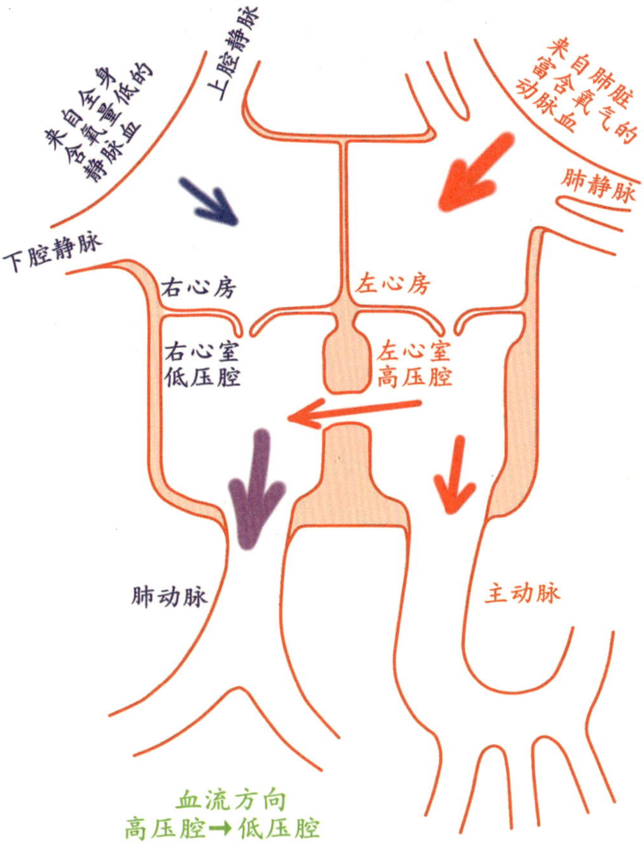

图 2.2　室间隔缺损,血液从高压腔流入低压腔

们，一定要重视孩子的病，如果需要治疗，请不要错过宝贵的手术时机。

小的室间隔缺损一般不会引起什么症状，心肺的负担也不会明显增加。有时候较小的膜周部室缺和肌部室缺还可能会自行闭合，不需要专门治疗，定期进行随诊即可。若是中等或大的缺损，到婴儿 6~12 个月大时仍未闭合或缩小，则需要手术干预。根据室间隔缺损的位置、大小、相邻结构，可采用介入治疗或外科手术的方式将其闭合，这些方法我们将会在下一章详细介绍。

房间隔缺损

房间隔缺损是指位于两个心房之间的间隔上的孔洞，在所有的先天性心脏病中占 7%~10%。如果把卵圆孔未闭也算在内的话，房间隔缺损在普通人群中的发生率可能高达 15%，女童的发生率略高于男童。根据发生部位的不同，又可以分为(图 2.3)：

- 继发孔房间隔缺损(80%)：缺损位于房间隔的中部，故又称为中央型。
- 原发孔型房间隔缺损(10%)：位于房间隔靠近二尖瓣和三尖瓣瓣环处，可能引起二尖瓣裂，引起关闭不全，某种意义上等同于“部分型心内膜垫缺损”。
- 静脉窦型(10%)：可分为上腔型(靠近上腔静脉入口，常合并右肺静脉引

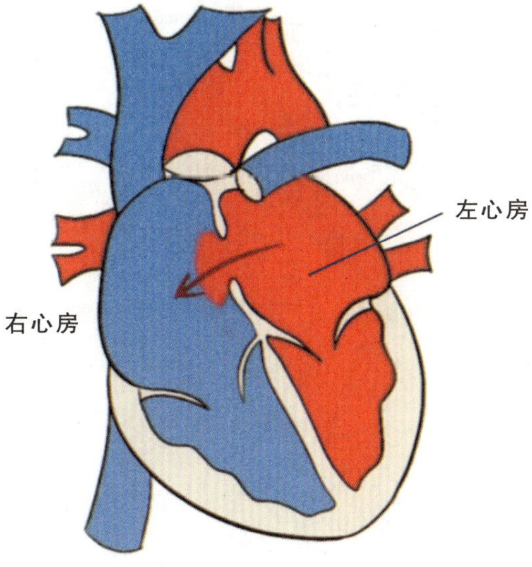

图 2.3　房间隔缺损示意图

流异常)、下腔型(位置较低,与下腔静脉开口相连)两种。

• 卵圆孔未闭:一般也认为是房间隔缺损的一种,通常在出生后几个月内自动闭合。

房间隔缺损可以单独存在,也可能伴有其他心脏问题(图 2.4)。当房间隔缺损直径较大的时候,可以听到典型的心脏杂音。大多数患有房间隔缺损的婴儿和儿童都没有症状,部分宝贝在哭闹的时候可能会出现一过性的口唇青紫。一般来说,房间隔缺损很少发生充血性心力衰竭。直径在 6mm 以下的房间隔缺损分流量很少,对心肺的影响都很小;直径 6~8mm 的缺损在孩子 5 岁后影响也并不会太大;当缺损直径大于 8mm 的时候,则很可能随着孩子年龄的增长也逐渐增大。当缺损很大的时候,孩子可能出现心力衰竭,并表现出食欲不振、呼吸急

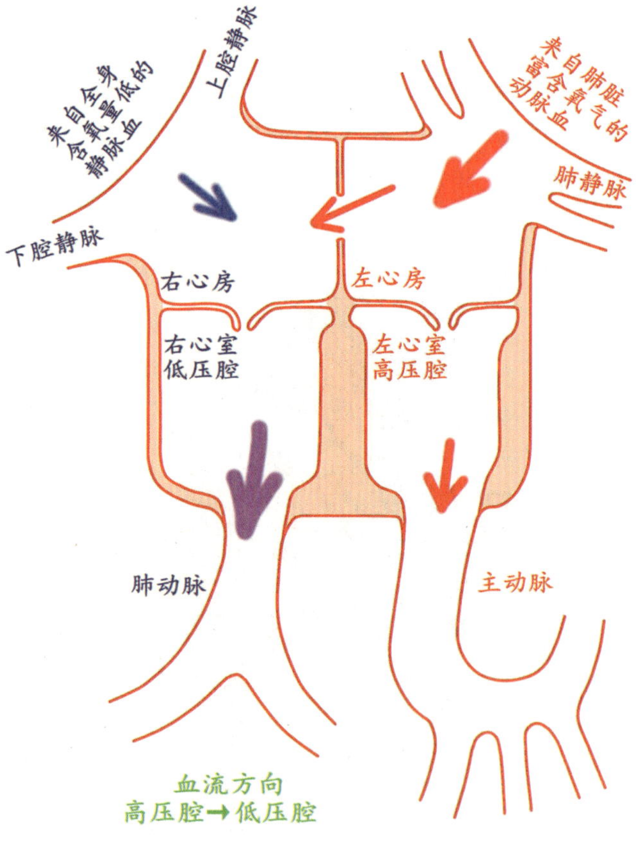

图 2.4　房间隔缺损,血液从左心房流入右心房

促、生长发育迟缓和经常感冒等症状,影像学的检查往往提示有右心房、右心室的增大。有的时候,呼吸系统的感染也可能会诱发心力衰竭。即使是较大的房间隔缺损,病情进展也很慢,很少在短时间内发展成前文所说的那种严重的肺动脉高压。如果大的或中等大小的房间隔缺损未被发现和治疗,成年后可能出现以下症状:心跳异常、运动耐力下降、呼吸困难、肤色青紫。

如果患儿房间隔缺损比较小,或卵圆孔未闭,那么有可能会自行闭合。较大的房间隔缺损不太可能自行闭合,但如果没有临床症状,医生通常会等到患儿 2 岁时再闭合它。手术的方式包括外科手术或介入封堵,其中外科手术也可以采用相对比较隐蔽、不影响美观的右腋下小切口。

这里要特别提一下卵圆孔未闭。在普通大众之中,卵圆孔未闭的发生率其实很高,在有的文献中甚至能达到 25%~30%。有数据表明,在隐源性的脑卒中患者,尤其是小于 55 岁的患者中,卵圆孔未闭的发生率更高,此时卵圆孔未闭更有可能是发生脑卒中的原因。如果患者有下肢静脉或盆腔静脉血栓脱落进入右心系统、血液中存在空气栓子或脂肪栓子,在卵圆孔未闭存在的前提下,这些栓子可能会在特定条件下通过卵圆孔进入左心系统,造成卒中。对于上述高危人群,可以考虑采用介入方式封堵卵圆孔。另外也有文献提到封堵卵圆孔可能会改善偏头痛。

动脉导管未闭

动脉导管指肺动脉和主动脉之间存在的管道。我们知道,胎儿期的血液循环和出生后是不一样的。在胎儿期,动脉导管是胎儿存活的重要生命通道。 般情况下,出生后数小时到数周,随着血液中氧浓度的升高和肺血管阻力的下降,失去作用的动脉导管会自动闭合,如若未闭合,则可能会造成心肺负担增加、肺动脉高压等不良后果,成为一种所谓的先天性心脏病。以前的报道中,动脉导管在新生儿中的发病率为 1/5000~1/2500,但近年的资料表明,足月新生儿在出生后几个月内诊断出动脉导管未闭的比例为 0.9%~4.5%。之所以出现这么大的变化,可能是超声检查的普及,发现了一些以前没有典型杂音的动脉导管未闭。此病在男宝宝与女宝宝中的发病比例约为 2:1,在早产儿中,动脉导管未闭的发生率在 30%以上(图 2.5)。

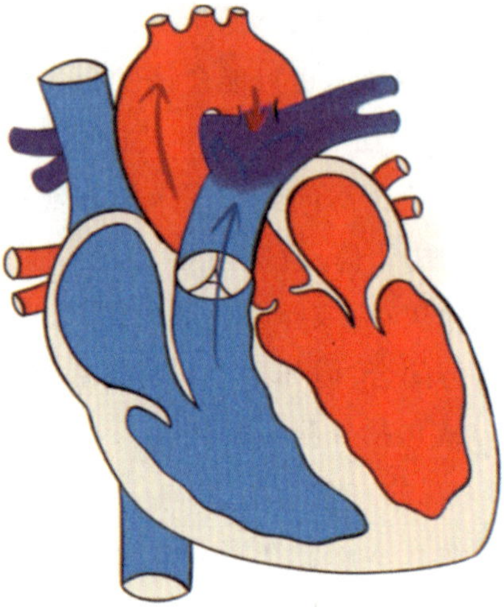

图 2.5 动脉导管未闭示意图(可见动脉血经动脉导管混入静脉血)

患有动脉导管未闭的宝贝，在查体时可听到典型的心脏杂音，这可能是唯一的临床表现(图 2.6)。如果导管直径较大，也可能合并其他临床表现：心跳加快、呼吸快速、呼吸声音大、体重增长或生长缓慢、喂养困难(喂奶时可出现疲倦、中断进食和出汗等)、皮肤苍白。在直径较大的动脉导管未闭，大量动脉血从主动脉涌入肺动脉(左向右分流)，最终又回到左心系统，导致左心房、左心室增大；另一方面，这些血流增加了肺小动脉的张力，最终会发展成肺动脉高压。与我们在室间隔缺损那一节介绍的类似，肺动脉压力增高到一定程度，会成为艾森曼格综合征，在动脉导管位置出现右向左的分流，缺氧的静脉血冲进了主动脉。此时，孩子会出现一个特有的体征——差异性发绀(图 2.7)。差异性发绀是指孩子的上半身不缺氧，下半身却出现了发绀。之所以出现这一奇怪的现象，是因为从左心室里射出的血液是富含氧气的红色动脉血，这些血液在主动脉里先经过了供应头部和上肢的动脉分支，然后才到达动脉导管开口的位置，随后被混入缺氧的静脉血，流向下肢。一旦出现差异性发绀，孩子就没有治疗的机会了。

那么，是不是宝贝被诊断为动脉导管，就一定要进行手术治疗呢？有文献称，体重小于 1500g 的早产儿，如果动脉导管直径大于 1.5mm，就可能会对宝宝的循环稳定产生明显的影响，此时最好的办法就是采用药物治疗封闭动脉导

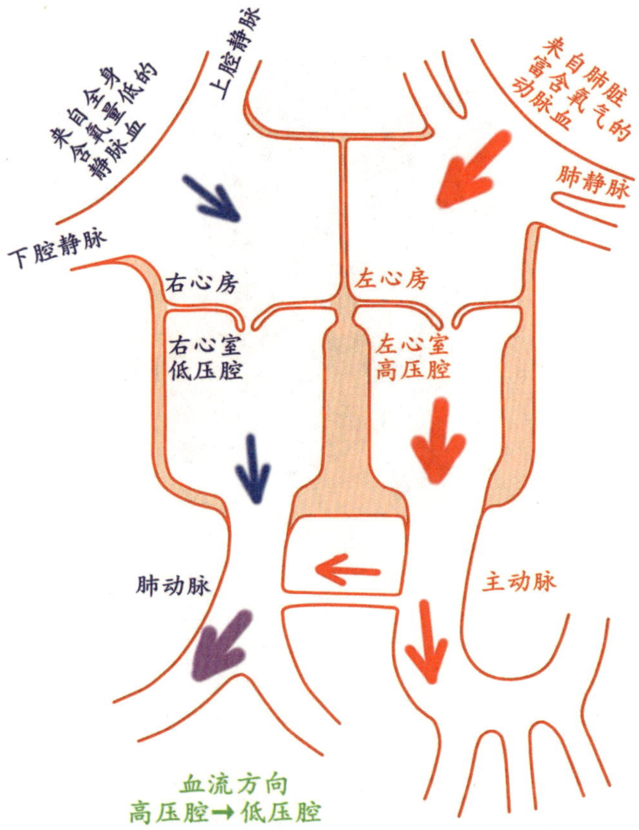

图 2.6　动脉导管未闭示意图(动脉血由主动脉进入肺动脉)

管。过去使用的药物主要是吲哚美辛,近年来,人们发现布洛芬也可以闭合动脉导管,且效果和吲哚美辛差不多。在早产儿中,应用药物闭合动脉导管的成功率可以达到 60%以上。应用药物治疗的禁忌证包括:高胆红素血症、败血症、凝血功能障碍、胃肠道出血和肾功能不全等。

如果孩子的导管不具备药物闭合的条件,或者已经错过了早期药物闭合的机会,则可以考虑进行介入封堵治疗或外科手术治疗。外科手术治疗一般采用胸部左后外侧切口,有条件的医院也可以采用电视胸腔镜进行微创动脉导管闭合手术。

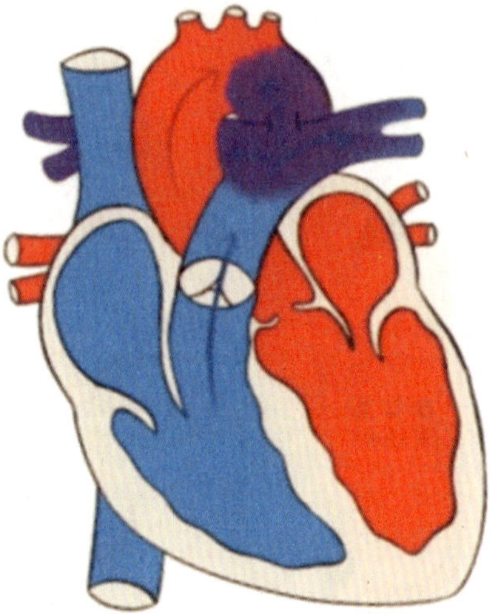

图 2.7　差异性发绀

（刘刚）

法洛四联症

法洛四联症（以下简称法四）是最常见的一种发绀先天性心脏病（图 2.8），包括肺动脉狭窄、室间隔缺损、主动脉骑跨和右心室肥厚四种畸形，故而被称之为“四联症”。虽然叫作四联症，但实际上这四种畸形是彼此相关联的。法洛四联症在新生儿中发生率为 0.21‰~0.36‰，占所有先天性心脏病的 7%~10%。约 20%患有法洛四联症的宝贝可能存在染色体 22q11 缺失。

肺动脉狭窄

肺动脉是静脉血进入肺脏的必经之路，“缺氧”的静脉血必须经这条道路才能到达肺部，完成气体交换，加载上氧气，变成动脉血。这条通路在任何位置出现狭窄，都可能会影响静脉血从右心室进入肺脏。这个狭窄可能是肺动脉瓣（单向阀门）的问题，可能是肺动脉瓣下肌肉增厚的结果，也可能是肺动脉发育偏细引起的，或是上述情况的组合。在某些重症法四病例中，整个肺动脉系统，包括肺动脉的各级分支，都存在不同程度的狭窄或发育不良。一条河流，每当遇到狭

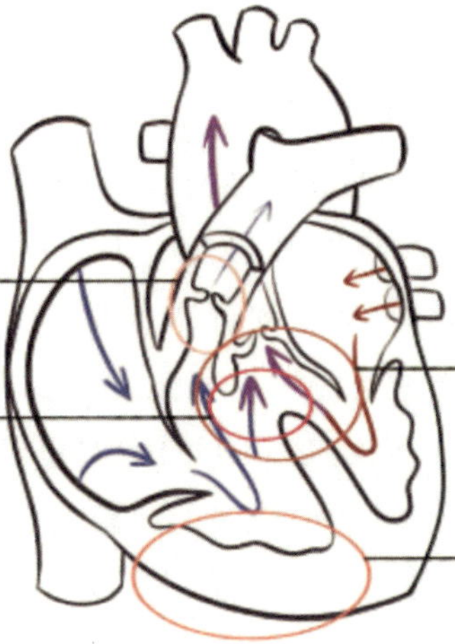

图 2.8 法洛四联症

窄之处，河水便变得湍急起来，黄河行至壶口处，因河道变窄，落差变大，水流加速，形成了蔚为壮观的壶口瀑布（图 2.9）。血液流动也是如此，超声科医师可以通过仪器观察血流速度的加快，知道心脏里什么地方出现了狭窄，以及狭窄的程度。

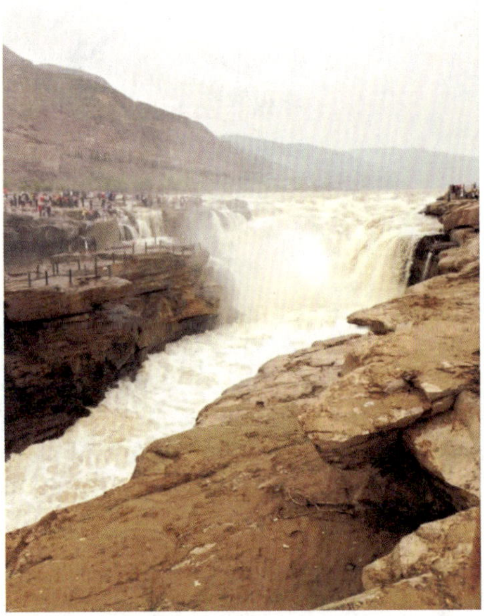

图 2.9 壶口瀑布

室间隔缺损

作为最常见的先天性心脏病，室间隔缺损是指位于两个心室之间的室间隔上的孔洞，就如同两个房间之间的墙上出现了一个“窟窿”。在法四的病例中，这个缺损一般都比较大，并位于主动脉瓣的下方。

主动脉骑跨

正常情况下，主动脉应该发自左心室，接受来自左心室的动脉血并将之输送到全身各处。但是在患有法洛四联症的心脏中，主动脉的根部发生位移，骑跨在了室间隔上，其下方就是室间隔缺损。因此，主动脉同时接受了来自左心室的动脉血和来自右心室的静脉血，输送到身体各处的血液往往是缺乏氧气的动、静脉混合血。有时候，我们给爸爸妈妈们打比方，这就好比一个泥瓦匠，盖了两间房子，结果中间的墙没垒好不说，房顶上的烟囱也没装好，右边的烟囱细了，左边的烟囱安装到了两间屋子中间那堵墙的窟窿的正上方，结果两个屋子里的烟，有相当一部分混在一起从中间冒了出去(图 2.10)!

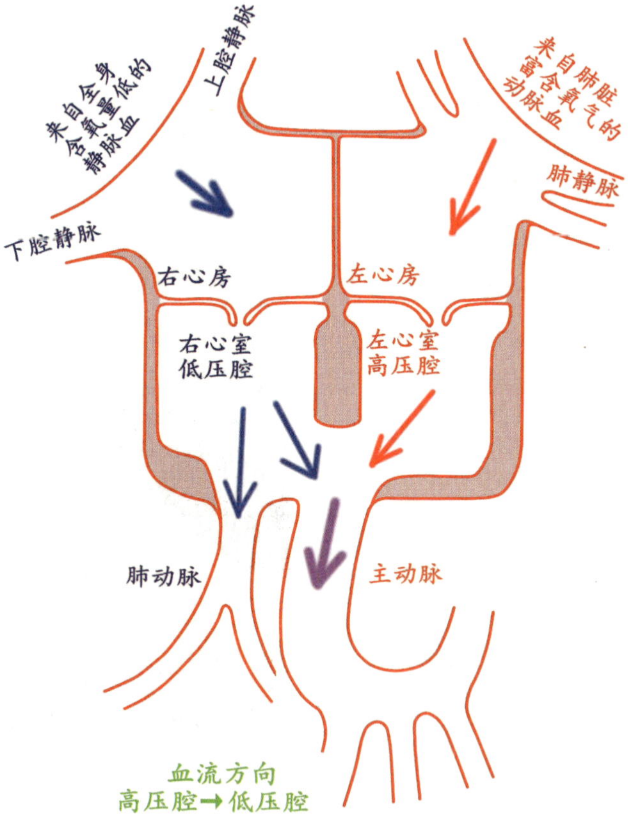

图 2.10　法洛四联症的血流动力学

右心室肥厚

一般来说，右心室的肌肉很薄，但是在法四的病例中，右心室却因为要努力把血液泵到狭窄的肺动脉和高压的主动脉里，变得“压力山大”。年复一年的强化“锻炼”，使右心室变成了“肌肉男”，不仅变得越来越厚实，心腔也越来越小。

这些畸形造成的结果就是，本应完全进入肺脏的静脉血，很大一部分混合着动脉血，沿着主动脉被输送到了身体各处。当然，我们也完全可以理解，肺动脉越窄，进入主动脉的静脉血就越多，孩子的缺氧症状就越严重。缺氧的宝宝皮肤、嘴唇、指甲都呈现一种深紫色，也就是我们常说的“发绀”。除了发绀，典型的法四宝宝还会有不同程度的杵状指（趾）。杵状指（趾），顾名思义，就是手指、脚趾的末端像小鼓槌一样增大。有的爸爸妈妈会问，我家孩子的手指有点像杵状指，但是不太确定，怎么鉴别呢？这里我们给大家介绍一个小方法。如图 2.11 所示，正常手指的指甲和末端指关节相抵时，中间会有一个菱形的缝隙（Schamroth 窗），如果菱形消失，那么这就是杵状指无疑了（图 2.11）。

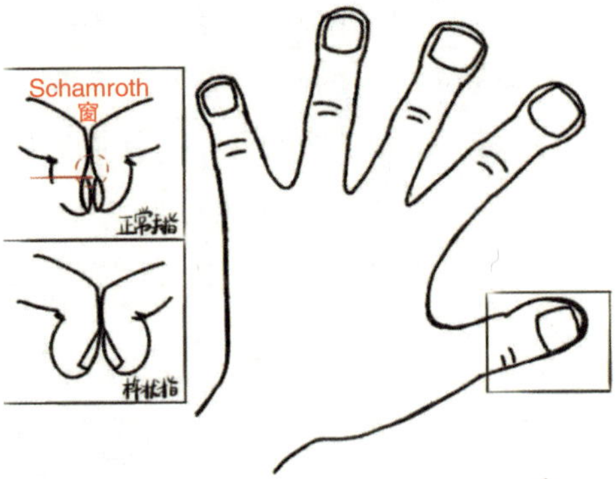

图 2.11 杵状指（趾）

缺氧严重的孩子，活动能力也会受到影响，有时会出现蹲踞现象——这是一种自我保护姿势。有的重症法四宝宝，在情绪激动或者哭闹时还会出现“缺氧发作”，表现为烦躁不安、发绀加重，甚至意识丧失。那么，为什么会有缺氧发作呢？一般来说，重症法四宝宝的肺动脉瓣下方，右室心肌异常肥厚，在特殊情况下更是会出现痉挛，导致能通过的血液进一步减少，于是比平时更多的静脉血进入体循环，加重了缺氧的症状。当孩子出现缺氧发作时，要及时协助孩子摆成膝胸卧位，平复情绪，适量增加饮水，尽快就医。服用 β-受体阻滞剂有助于防治缺氧发作，但严重时，有的孩子甚至需要急诊手术治疗。

（郭志鹏）

心内膜垫缺损(AVSD)

心脏发育的早期，在连接心房和心室的部位形成了一个心内膜的突起，叫作心内膜垫，这里未来将是两个心房、两个心室和两个房室瓣膜的交汇处，与心房、心室间的中隔形成及房室瓣的形成有密切关系。当这个部位发育异常时，可能会出现原发孔的房间隔缺损、室间隔缺损、房室瓣膜发育畸形等情况，这些畸形同时出现时，就称为心内膜垫缺损，也叫共同房室通道、房室间隔缺损、房室通道缺损。心内膜垫缺损(图 2.12)在新生儿中的发生率约为 0.19‰，约占所有先天性心脏病的 2.9%。有 2%~10%的心内膜垫缺损患儿会合并法四。75%的完全性心内膜垫缺损的新生儿合并唐氏综合征。

心内膜垫部位的畸形影响范围很广，就像是几个房间之间的顶梁柱没有垒好，很多内部结构的建设都无法完成，严重的时候，左右两边大门(二、三尖瓣)的门框(瓣环)都不完整了，门扇装不好(瓣膜发育畸形)，大门肯定也关不严了(瓣膜出现反流)。从病理生理学角度，心内膜垫缺损的血流变异情况与室间隔缺损、房间隔缺损很相似，再加上瓣膜结构异常导致的血液反流，都增加了右心

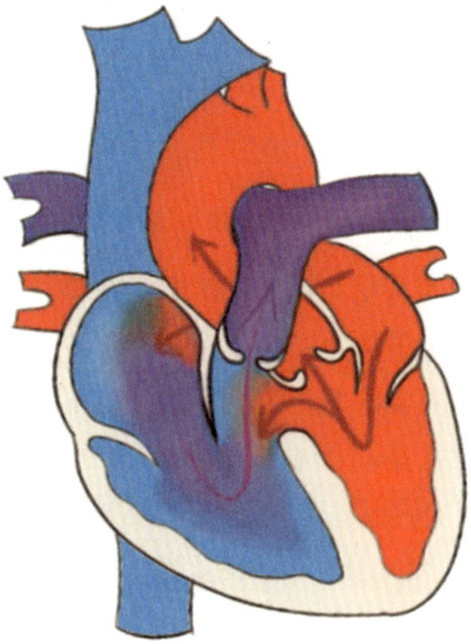

图 2.12　心内膜垫缺损

系统的负担，进而导致回到左心系统的血量增多，左心负担加重，甚至可能会出现与肺动脉高压、充血性心力衰竭相关的临床表现。

根据“顶梁柱”受损对房屋“基建”的影响程度，可以把心内膜垫缺损分为如下几类(图 2.13)：

• 部分型心内膜垫缺损：包括原发型房间隔缺损及二尖瓣瓣裂。在这种类型中，房屋“基建”受影响较小，二尖瓣、三尖瓣的瓣环是完整的，两扇“门”基本能够保持原有结构，但二尖瓣前叶通常有一个裂隙，导致二尖瓣这扇“门”出现关闭不全，左心室收缩的时候，血液会反向流回左心房。部分型心内膜垫缺损不合并室间隔缺损，其实就是我们前面提到的原发孔型房间隔缺损。

• 过渡型心内膜垫缺损：包括原发型房间隔缺损、分裂的二尖瓣和较小的室间隔缺损，室间隔缺损位于心室的流入道部分，但此时二、三尖瓣仍然是分开的。

• 完全型心内膜垫缺损：包括原发型房间隔缺损、较大的流入道室间隔缺损，有共同的房室瓣。简单说，就是“顶梁柱”彻底消失，两个房间各自的大门之间没有了门框，只好凑合成一个形状和功能都不怎么样的“公用通道”，并想要分别发挥二尖瓣、三尖瓣的功能。但是，这个“公用通道”在二、三尖瓣上的分配却不一定均匀：可能一侧大、一次小；也可能左边门(二尖瓣)连接的绳子(腱索)拴在了右边的房间里(右心室)；更糟糕的，还有可能大门后面根本都没有拴门的“绳子”。

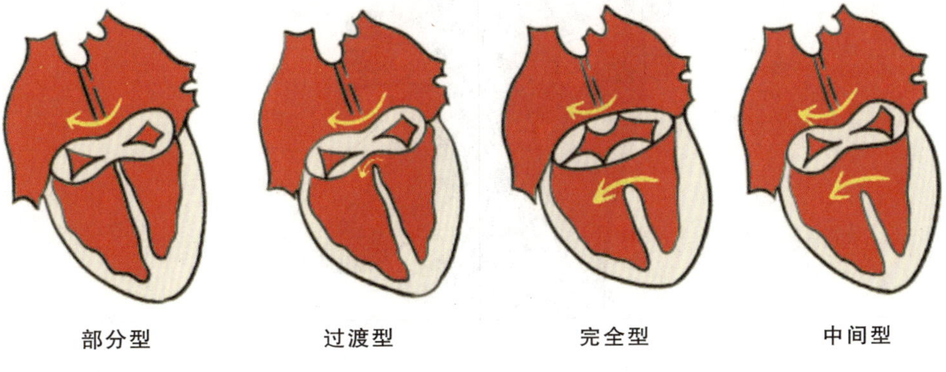

图 2.13 心内膜垫缺损类型

• 中间型心内膜垫缺损：是完全型心内膜垫缺损的一种罕见亚型，包括原发型房间隔缺损，较大的流入道室间隔缺损和自然分离的左右房室瓣。这种情况对心脏的影响比部分型心内膜垫缺损严重，却比典型的完全性心内膜垫缺损要好一些。

根据心内膜垫缺损的分类，尤其是二、三尖瓣的发育情况，手术治疗的策略、难度和风险都存在明显差别。总的来说，二、三尖瓣的发育是否均衡，决定了孩子是否可以行双心室矫治术，达到根治目的。至于瓣膜的形态，则会对瓣膜修复的效果产生一定影响。在瓣膜发育严重不均衡的病例，可能无法行双心室矫治术，只能行单心室矫治术。一般部分型和过渡型心内膜垫缺损，建议在1岁左右手术，而完全型心内膜垫缺损，由于较大的室缺增加了左向右的分流，导致病情进展相对较快，建议在出生后3~6个月及时手术治疗。

肺静脉异位引流

在正常情况下，来自身体各处的缺氧的血液流入右心房，然后经三尖瓣进入右心室，再进入肺部，在肺部释放二氧化碳、结合氧气，然后经肺静脉回流入左心房，再进入左心室，并从左心室被泵送至全身各处(图2.14)。

肺静脉异位引流，又叫肺静脉异常连接，是一种罕见的先天性心脏病，累及

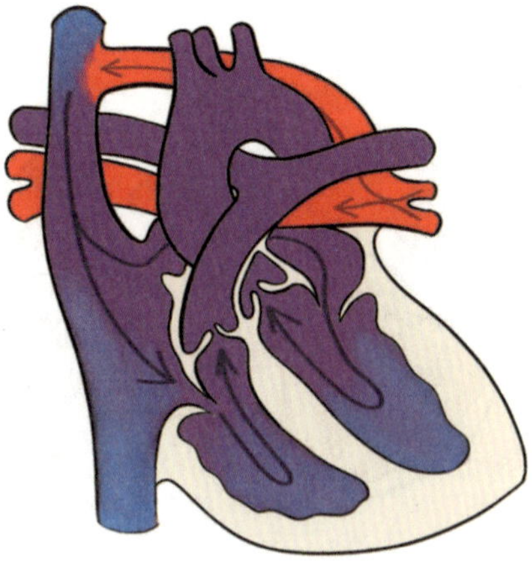

图2.14 肺静脉异位引流示意图(图中红色的血液未能回到左心房，而是汇入上腔静脉)

从肺部到左心房的部分或全部肺静脉。这些静脉未能与左心房正常连接,反而是从别的路径又回到了右心系统,因此,携带氧气的血液无法直接被左心系统送到体内的器官。而且,这些来自肺部的静脉有时还会存在梗阻,进一步阻碍了血液的流动。肺静脉异位引流通常合并房间隔缺损,这是“迷途”的动脉血重回左心的重要路径。肺静脉的梗阻程度以及房间隔缺损的大小,将直接影响到这些富含氧气的动脉血的回流情况,也是决定孩子病情轻重的重要因素。

肺静脉一般有四支,分别来自左肺和右肺,根据这些静脉是否全部回流异常,可以把肺静脉异位引流分为部分型和完全型两大类。完全型肺静脉异位引流的发生率约占全部先天性心脏病的 3%。

完全型肺静脉异位引流(TAPVC)

指所有肺静脉都没有回到左心房,而是连接至右心房或与右心房相通的静脉。根据肺静脉回流的位置,分为 4 种情况:心上型(43%,四支肺静脉汇聚后连接到上腔静脉)、心内型(18%,四支肺静脉汇聚后开口于右心房的冠状静脉窦,或四支肺静脉分别开口于右心房)、心下型(27%,四支肺静脉汇聚后连接至下腔静脉)、混合型(12%,几支肺静脉的回流情况各异)。每一种类型都可能出现梗阻症状(图 2.15)。

• 梗阻型——当伴有肺静脉梗阻的时候,肺里的血液想要经肺静脉流出存在一定的困难,那么右心室的血液进入肺脏的难度也就相应升高了。如果此时再合并一个很小的房间隔缺损,那么大量动静脉混合血淤积在右心系统,病情一般很重,进展也很快。孩子通常伴有皮肤青紫、呼吸衰竭和休克等症状。梗阻越重,出现临床表现越早也越重,需要在新生儿期行手术矫治。

• 非梗阻型——症状较轻,患儿可能出现呼吸快、易呼吸道感染、多汗、喂养困难、生长缓慢等症状,严重者会出现右心衰竭所致肝大。部分患儿可能只是在查体时发现此类心脏病。

部分型肺静脉异位引流(PAPVC)

指正常连接于左心房的 4 支肺静脉中有部分而非全部,直接或通过其他静脉连接到右心房。最常见的类型有如下三种:右肺静脉与上腔静脉或右心房异

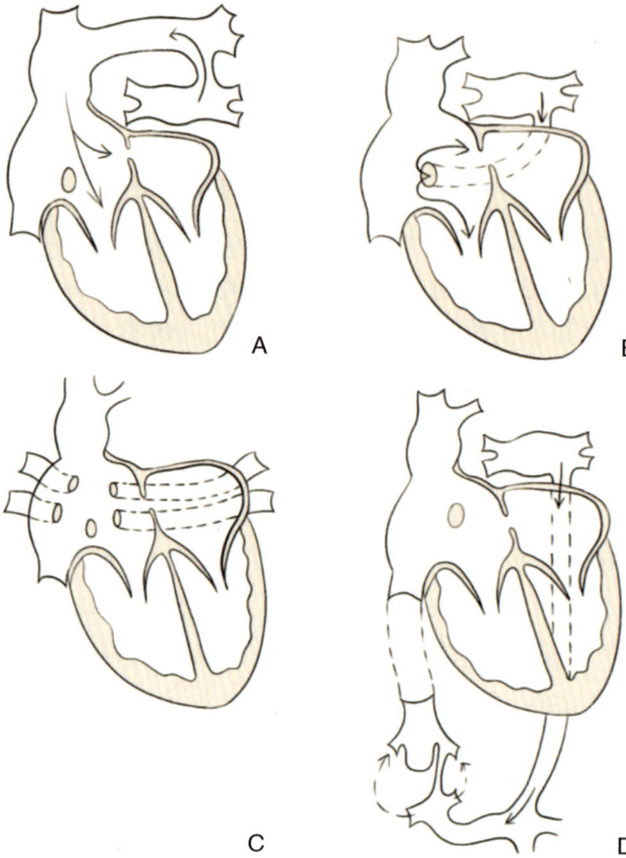

图 2.15　完全型肺静脉异位引流几种类型(A：心上型；B，C：心内型；D：心下型)

位连接(最常见)、右肺静脉与下腔静脉异位连接(“弯刀综合征”或称“镰刀综合征”)、左肺静脉与左无名静脉或冠状窦异位连接(图 2.16)。

在右肺静脉与下腔静脉异位连接中，孩子的胸部平片看上去像是立着一把大马士革弯刀，因而得名“弯刀综合征”。婴儿期出现的症状包括：呼吸增快、喂养困难、生长发育迟缓、发绀等，也可能会发生心力衰竭和其他心肺病变，结局不太理想。如果条件允许，应尽早手术。

肺静脉异位引流的治疗从原理上比较好理解，就是通过外科手术的方式，

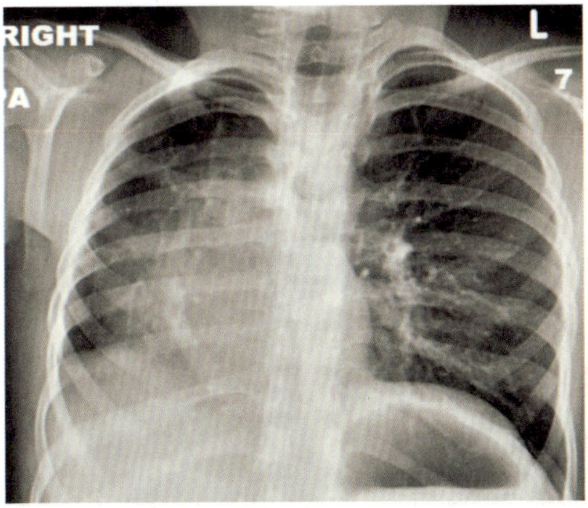

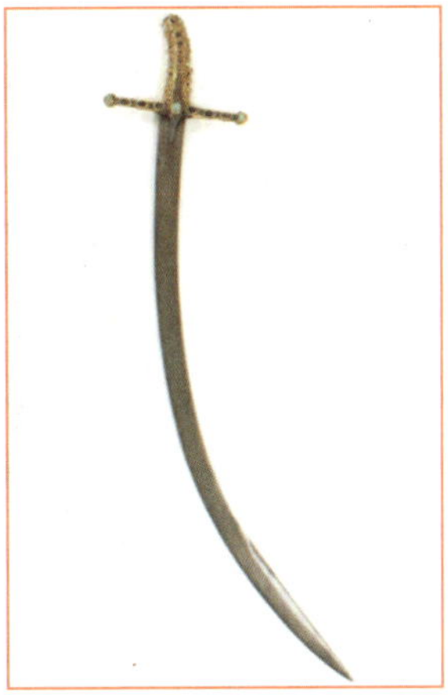

图 2.16　对照右边的大马士革弯刀，看看左边的胸片哪里有异常？

将“迷途”的肺静脉重新接回左心房，但是由于这些血管的变异比较多，所以手术难度并不小。另外，还要注意吻合时的技巧，尽量避免人为造成梗阻。总的来说，经过及时治疗的肺静脉异位引流预后还是不错的。

主动脉弓缩窄

主动脉弓缩窄，顾名思义是一种导致主动脉弓部局限性变窄的疾病。在新生儿中发病率为 0.4‰，在全部先天性心脏病中约占 5%。主动脉弓缩窄可能单独存在(约占 1/3)，可能合并室间隔缺损(约占 1/3)，也可能合并一些很复杂的先天性心脏病(约占 1/3)，其中又以左心系统梗阻性疾病较为多见。根据主动脉弓狭窄的程度不同以及合并不同的心脏疾病，临床表现也不尽相同(图 2.17)。

单纯主动脉缩窄的孩子，一般临床症状都比较轻微，部分孩子到了青少年期才开始出现头痛、头晕，活动后心慌、气促，心前区疼痛，下肢乏力，甚至出现间歇性跛行等症状。如果合并心内畸形，则在婴儿期就有可能出现呼吸急促、呼吸困难、多汗，甚至有心力衰竭等症状；狭窄严重的患儿，可能在新生儿期出现下半身及腹腔脏器供血障碍，导致代谢性酸中毒，危及生命，需要急诊手术治疗。

另外，给孩子检查身体的时候，会发现孩子的上下肢血压与常人是不同的。正常情况下，下肢血压高于上肢血压，且四肢血氧是饱和的(>95%)。而主动

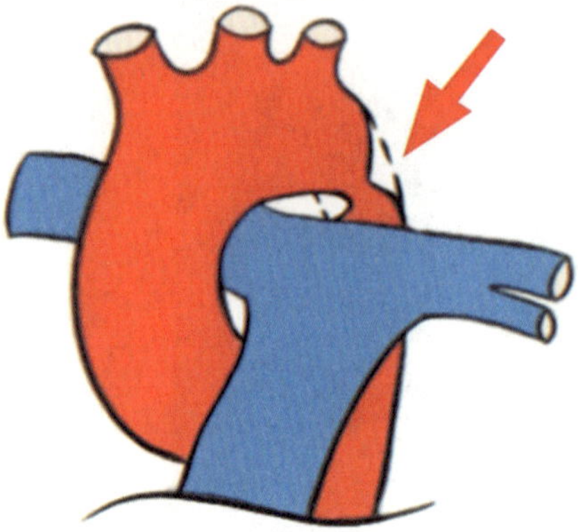

图 2.17　主动脉缩窄(红色箭头)

脉缩窄的孩子上肢血压高于下肢血压,下肢动脉搏动微弱,并且可能出现下肢血氧饱和度下降(<95%)。究其原因,是因为缩窄对血流的阻碍,导致心脏不得不用力供血。不仅造成了左心室的肥厚,还引起了上半身的高血压。上半身高血压使脑血管长期处于高压状态,可能导致脑血管硬化。另一方面,缩窄又影响了下半身动脉的供血(图 2.18)。人体为了保证下半身的血液供给,只好

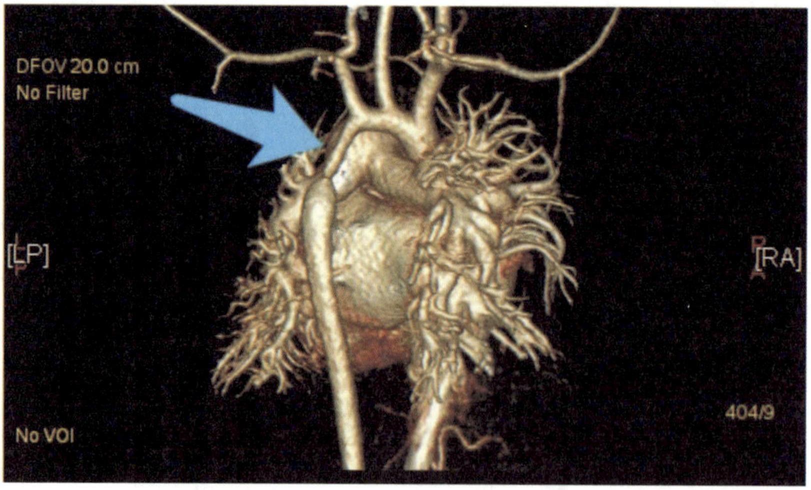

图 2.18　一例主动脉缩窄的 CT 三维重建影像(心脏背面观),蓝色箭头所指为狭窄处

积极开展“自救”，使一些连接上半身和下半身的小动脉发生了扩张和增生，形成大量迂曲的侧支循环。这些情况在狭窄比较严重的时候尤其明显。

主动脉缩窄的治疗一般是采用外科手术切除狭窄段或加宽狭窄部位，也有通过介入方式扩张狭窄部位或在狭窄处置入支架的，但是介入治疗有远期再狭窄的可能。

主动脉弓中断

主动脉弓中断是指在升主动脉和降主动脉之间发生中断、缺乏直接连接的主动脉弓部畸形，是一种很罕见的先天性心脏病，发病率约为 3/1 000 000，约占全部先天性心脏病的 1.5%。中断可以发生在主动脉弓的不同部位，其近端是由主动脉直接供血，远端一般由肺动脉通过动脉导管供血。孤立性主动脉弓中断极其罕见，绝大部分合并动脉导管未闭，极少部分没有动脉导管未闭的病例则通过侧支血管为降主动脉供血。主动脉弓中断基本上都会合并有其他先天性心脏病。根据中断发生的部位，可以分为如下几个类型(图 2.19)：

- A 型：在左锁骨下动脉开口较远的部位发生中断(图 2.20)。
- B 型：在左颈总动脉和左锁骨下动脉之间发生中断，是最常见的类型。B 型多合并胸腺发育不良，伴染色体 22q11 微缺失，称为 DeGeorge 综合征。
- C 型：在无名动脉起源点和左颈总动脉之间发生中断，极其罕见。

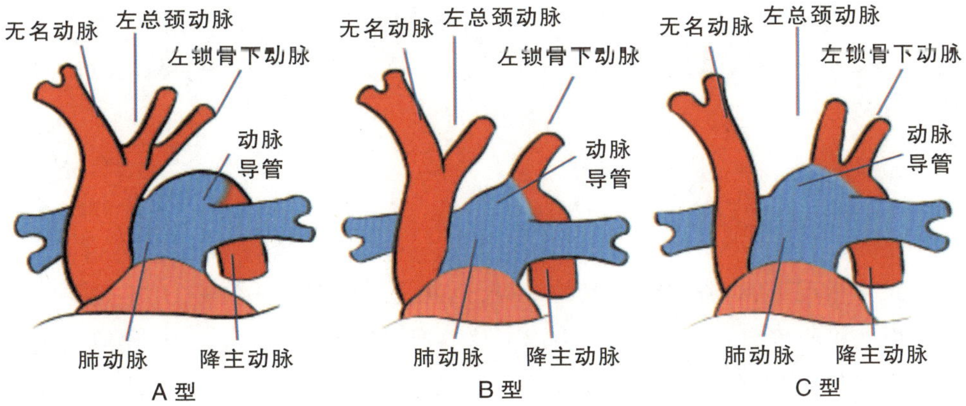

图 2.19　主动脉弓中断的三种类型

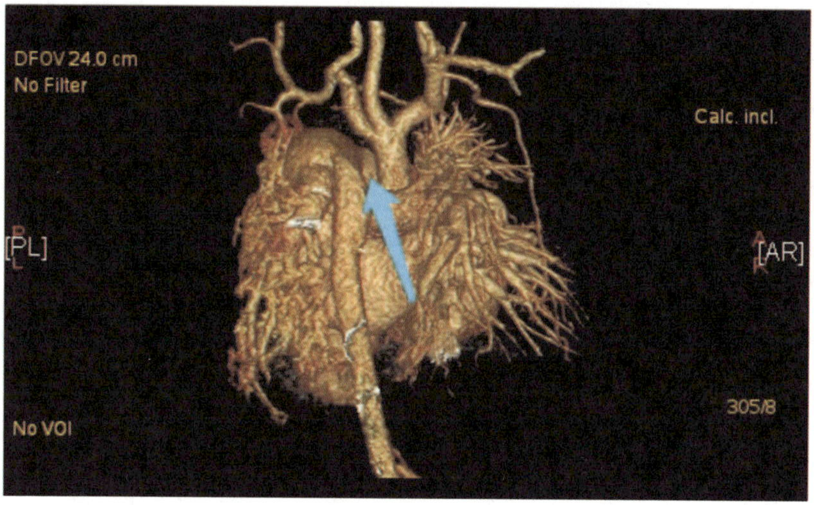

图 2.20　一例 A 型主动脉弓中断的 CT 三维重建影像(心脏背面观),蓝色箭头所指为中断处

主动脉弓中断合并室间隔缺损的宝贝,由于较多血液经过室间隔缺损进入右心,极易引起充血性心力衰竭和肺动脉高压。另一方面,我们已经知道,动脉导管的存在对维持下半身的供血有着至关重要的作用。如果孩子出生后动脉导管迅速闭合,就会引起下半身灌注不足、内脏缺血,出现严重的酸中毒。如若存活下来,会出现明显的生长发育迟缓。此病早期死亡率极高,1 岁内死亡率约为 75%。由于主动脉弓中断属于极其严重的心脏病,很难长期存活,因此,明确诊断后需考虑立即手术。在准备手术期间,应该应用前列腺素 E1,防止动脉导管闭合。手术主要包括切除狭窄段,将正常直径的主动脉吻合在一起,同时矫治其他合并畸形。

(刘刚)

三尖瓣下移畸形

正常情况下,心脏两个心室的入口,也就是二尖瓣和三尖瓣,几乎是在同一个平面上将心房与心室隔开。三尖瓣下移畸形又称为"Ebstein 畸形(埃博斯坦畸形)",是指三尖瓣的附着点发生了向心室方向的位移,在全部先天性心脏病中约占 1%。换言之,右心房和右心室是靠一扇门——"三尖瓣"来分界的,现在由于“门”的安装位置发生了改变，而右心房就借此机会侵占了右心室的一部分空间。这部分被侵占了的右心室，只好改名叫“房化右室”。一般来说，三个瓣叶的形态或大或小，都存在畸形，并且下移程度也不尽相同，结果就是造成三尖瓣不能有效闭合。我们从本书的第 1 章已经知道，三尖瓣是静脉血从右心房流入右心室的通道，在正常情况下，右心室的收缩会将血液泵入肺里。在三尖瓣关闭不全时，血液会随着右心室的收缩反流回右心房。一方面右心室在无效做功；另一方面，又增加了右心房的负担。在病情比较严重的病例，右心房的负担过重，还会继发心律失常(图 2.21)。

此外，大多数三尖瓣下移畸形的孩子在左右心房之间都存在一个洞——房间隔缺损，由于右心房的负担太重了，右心房内低氧的蓝色血液会通过房间隔缺损流入左心房，并与富含氧的鲜红色血液混合。对于三尖瓣显著下移、严重关闭不全的孩子，经房间隔进入左心房的静脉血会很多。同时，由于大面积的心肌被“侵占”“隔离”到了右心房一侧，真正能履行右心室功能的心肌占比很少，右心功能会受到严重影响。这种情况下，孩子出生后不久便会表现出明显的青紫和心力衰竭症状，如呼吸急促、心率加快和循环不稳定等。如果孩子

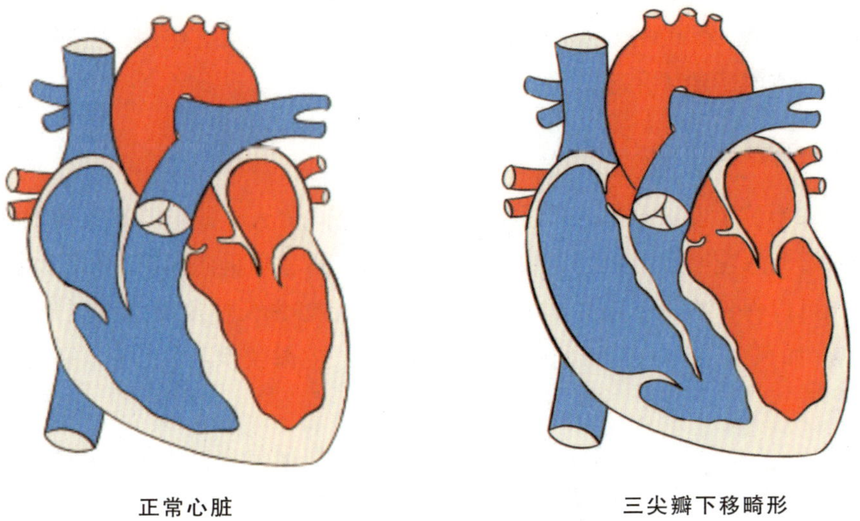

图 2.21　正常心脏与三尖瓣下移畸形

能顺利渡过这个危险期，随着肺血管阻力的下降，发绀、心力衰竭的情况可能会有一定的缓解。

清代曾经有一位状元，在京城做官期间，他的家人在老家因为与邻居争地起了纠纷，写信找他撑腰。状元回诗一首："千里修书只为墙，让他三尺又何妨？万里长城今犹在，不见当年秦始皇。"与人交往，谦让是一种美德。但在心脏里，三尖瓣下移让出了这几厘米，可是给孩子惹了不少麻烦。

三尖瓣的下移程度如果不大，反流量较小，可以先观察，不必急于手术。但如果已经出现了严重的反流，甚至伴有心律失常，就需要通过手术来治疗了。能否完全修复下移的三尖瓣，取决于三尖瓣下移的严重程度和剩余的右心室是否够用。

当下移程度较小时，医生会尝试把下移的三尖瓣瓣叶送回它们本该在的位置，如果瓣叶太小，可能还会用心包片补充一些瓣叶的面积，然后把房化右心室折叠掉。如果瓣叶实在无法修复，在大一些的孩子，可能会不得不采用换瓣膜的方式来治疗，但是换瓣膜后随之而来的抗凝问题等都需要宝爸宝妈们格外重视，避免出现并发症。

在一些极端情况下，三尖瓣下移程度过重，残存右心室太小。如果使用上面这些常规的治疗方法，那么残存的右心室根本无法履行自己的职责。这时就只能退而求其次，采用姑息手术的方式，将心脏留给左心系统使用，为孩子分次实施一个心室的矫治手术了。

二尖瓣疾病

二尖瓣位于左心房和左心室之间，左心房接受从两肺来的富含氧的血液，经二尖瓣流入左心室，继而被泵向全身。二尖瓣是一个单向阀门，其正常的结构和功能可以保证血液没有阻碍地通过且没有逆流，先天性瓣膜发育畸形或继发性疾病（如风湿、感染）均可能造成血流受阻（二尖瓣狭窄）或关闭不全（二尖瓣反流）。

存在二尖瓣狭窄时，血流通过瓣口时受阻，血液瘀滞在左心房并导致其扩大，而左心房处的"交通拥堵"则会阻碍来自上游肺静脉里的血液进入，从而发生肺淤血。肺淤血会影响肺的通气和换气功能，严重时孩子会出现呼吸困难的症状。肺静脉内淤血增多，又会进一步影响上游的血流，使得肺血管压力增加，即人们常说的“肺高压”。如果没有进一步干预，更上游的右心室也会继发性扩大。所以，在某种意义上，左心系统的问题可能会引发一系列的“多米诺骨牌”效应，最终累及右心系统（图 2.22）。

正常情况下，在心脏的收缩期（这里主要是指心室收缩），左心房充盈，左心室排空，二尖瓣的两个瓣叶会紧紧关闭，确保血液可以向前经主动脉瓣进入主动脉，而不会由左心室反流入左心房。如果二尖瓣和周围的结构出现了“故障”，就可能会引起瓣叶对合不严和血液反流。那么，到底是哪些问题导致了二尖瓣反流呢？我们常常把二尖瓣比喻成两扇门，二尖瓣所附着的瓣环就是门框。同时，两扇门上还拴着一些“绳子”，确保门关上之后不会朝另一个方向开放，在心脏里这些绳子就是腱索和乳头肌。二尖瓣反流在人群中并不少见，只不过大多数程度很轻，不需要干预（图 2.23）。但是程度较重的反流和亚急性感染性心内膜炎引起的反流都需要及时就医。

当二尖瓣反流需要手术干预的时候，我们就要开始分析“这扇门”到底出了什么问题，导致关闭不全。是门框（瓣环）太大了，以至于门关上之后对不上？还是门扇（瓣叶）出了问题，比如太小了、畸形了或是裂了、穿孔了？又或者是门框门扇都没事，栓门的绳子（腱索、乳头肌）太长了或者断了？还是绳子太短（腱索

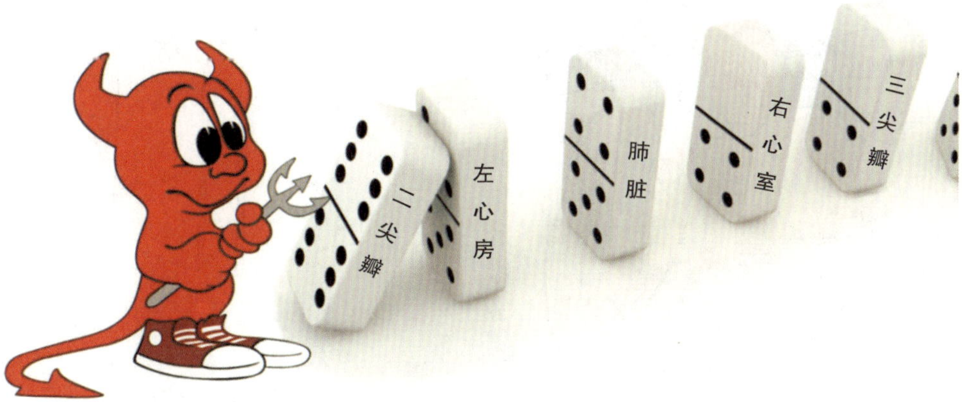

图 2.22　二尖瓣病变的多米诺效应

短缩、降落伞样二尖瓣)，拉着门回不去了，造成门关不上了？借助体表超声和经食管超声辅助，有时还需要用到 3D 实时超声进行三维重建，心外科医生就像是一位查缺补漏的木匠师傅，开始对大门的上上下下、左左右右进行充分的探查，然后找到病因，有针对性地进行手术治疗。“门框”松了，环缩一下；“门扇”变形了，修补修补；栓“门”的绳子短了，接一段；长了，重新缝一根新的绳子(人工腱索)。如果瓣膜的问题太严重，实在无法修复了，还有最后一招，就是换瓣手术了。

右心室双出口

正常情况下，左心室和右心室分别发出主动脉和肺动脉。右心室双出口是一类解剖特征相似但临床表现差异巨大的先天性心脏病。顾名思义，此类患儿的主动脉和肺动脉均从右心室发出，通常会并存一个室间隔缺损作为左心室的流出通道。在诊断时，一般影像科的医师和临床医生会有“50%原则”的共识，即：只要主动脉“越界”达到 50%以上，就可以归类为右心室双出口了。右心室双出口在新生儿中的发生率大约为 0.09‰，属于相对较为罕见的复杂先天性心脏病。

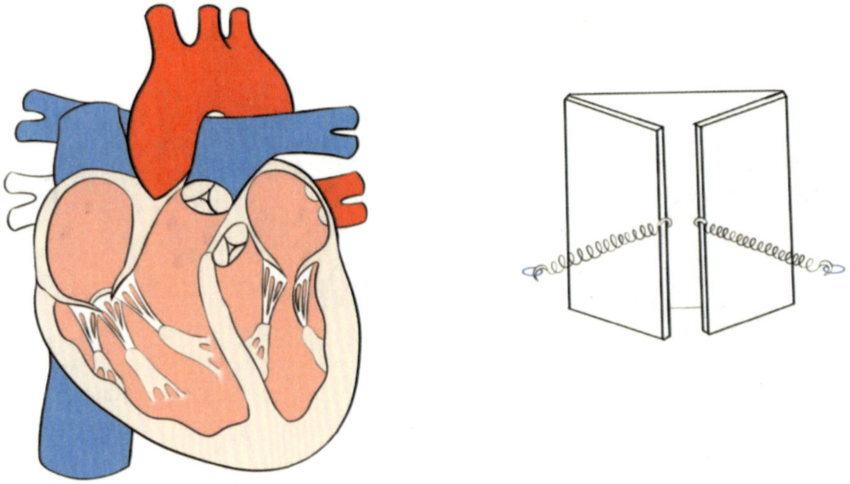

图 2.23　二尖瓣及附属结构

根据两大动脉的相对位置和室间隔缺损的部位，右心室双出口个体间差异明显：室间隔缺损可以在主动脉瓣下、肺动脉瓣下、双动脉瓣下或远离两大动脉(图 2.24)；缺损可能很大，也可能很小；肺动脉瓣有或没有狭窄，患儿可能为单纯的肺动脉高压、肺动脉高压合并发绀或单纯发绀的任意一种，表现出呼吸急促、喂养困难、发育受限及皮肤口唇青紫等先天性心脏病常见症状中的一种或多种，少部分患儿由于心内结构达到“平衡”而症状轻微。由于病情的复杂性，右心室双出口一经发现，应立即带孩子到专业的儿童心脏中心就诊并制订治疗策略。

由于分型上的巨大差异，右心室双出口的治疗策略也不尽相同。最常见的一类双出口，就像是一个主动脉骑跨程度很大的法洛四联症，治疗上也与法四相似。只需要把缺损修补一下，同时用补片把主动脉隔回左侧，如果合并右室流出道和肺动脉狭窄，疏通并加宽右室流出道即可(参见第 3 章)。但要注意，对于室间隔缺损位于主动脉瓣下，肺动脉不存在狭窄的宝贝，为了避免发生严重的肺动脉高压，需要尽早手术，一般是在出生后半年之内。

其他类型的右心室双出口处理起来则相对复杂，可能会根据孩子的具体情况选择各种不同的根治手术方案，必要的时候可能需要进行分期手术。如果合并有多种复杂畸形，无法行根治手术的，也可能最终选择姑息治疗，采取 1 个半心室或 1 个心室的方案(详见第 3 章)。

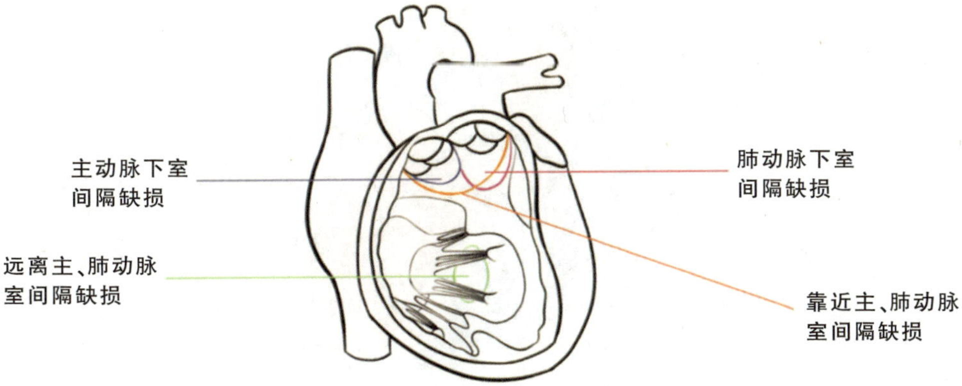

图 2.24　右室双出口的不同类型(根据室间隔缺损所处的位置)

肺动脉狭窄

正常情况下，肺动脉是静脉血从右心室通往肺脏的唯一通路。广义的肺动脉狭窄是指从右心室到肺循环出现的任何水平血流不畅，它经常伴发于其他心脏畸形，也可以作为单独的疾病存在。从近端的右心室腔到远端的肺动脉分支，肺动脉狭窄可发生在多个水平。无论狭窄发生在何处，最终的结果都是右心室负担增加。除非在婴儿期出现很严重的狭窄，患儿少有明显的症状，唯一的提示可能是存在心前区响亮的杂音。

最常见的是肺动脉瓣狭窄（图 2.25）。在全部先天性心脏病中，肺动脉瓣狭窄占 8%~10%。肺动脉瓣是右心室的出口，正常情况下由三个瓣叶构成，在右心室收缩时充分开放，使血液自由地流经肺动脉进入双肺，而右心室舒张时，瓣叶紧密闭合防止肺动脉里的血液反流。在肺动脉瓣狭窄时，瓣叶间存在部分融合，使瓣膜整体的开放受到限制。有的时候，仅有两个瓣叶（而不是三个），称为"双叶瓣"。因为血流的出口发生了狭窄，右心室在射血时需要额外做功以克服阻力，长此以往，会导致右心功能衰竭。

肺动脉瓣下的右心室流出道的肌肉肥厚，也可以引起类似于上述瓣膜本身狭窄的系列改变。流出道肌肉的狭窄既可以是瓣膜狭窄的继发性改变，也可以

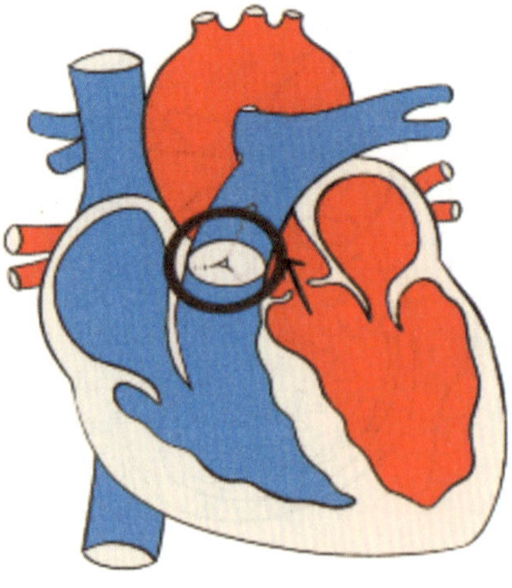

图 2.25　肺动脉狭窄

是独立的先天性结构异常。在有严重的肺动脉瓣狭窄的情况下，右室流出道的肌肉增厚几乎是不可避免的，毕竟想要把大量的血液通过狭窄的“小门”射出去是件极其费力的事情，也是一个“练肌肉”的“大好时机”。

随着介入技术的进步，很多轻中度的肺动脉瓣狭窄已经可以通过微创的方式得以治愈。内科医师在股静脉穿刺时，借助导丝把一个球囊送达狭窄的肺动脉瓣处，通过球囊扩张，撕开狭窄的肺动脉瓣达到治疗的目的。但对于肺动脉瓣严重狭窄的宝贝，则需要开刀治疗，不仅要切开狭窄的肺动脉瓣，还要疏通右室流出道里肥厚的肌肉。当然，如果右室流出道的肌肉还没有增厚到极端的情况，也可以先尝试一下介入治疗。无论是外科治疗还是内科介入治疗，肺动脉瓣狭窄都有复发的可能性。

有时，异常存在的右心室腔内的肥大肌束也会阻挡血流并导致杂音，右心室被分隔为两个腔，称为“双腔右心室”。

此外，肺动脉的主干、左右分支甚至肺组织内的周围分支也可存在狭窄，并不同程度地影响右心室流向两肺的血流。这种弥漫性的狭窄治疗起来还是有一定难度的。

室间隔完整的肺动脉闭锁

肺动脉发生了“闭锁”，就意味着右心室进入肺动脉的出口被关闭了，缺乏氧气、富含二氧化碳的静脉血无法通过正常途径进入肺脏。在没有室间隔缺损存在的情况下，右心室无法正常充盈而发育得很小，或称为“右心室发育不良”。我们知道，右心室收缩的目的是为了把血液泵到肺里，现在右心室没有出口，右心室还要强行收缩，就导致心室腔内压力变得越来越高。压力终究是要释放的，血液也终究是要找到出口的——高压导致部分血流由三尖瓣（右心室入口）反流入上游的右心房，未经氧合的“蓝色”静脉血经过两个心房之间的卵圆孔（卵圆孔在胎儿期为左、右心房之间的正常结构）进入左心房，随即便与来自肺静脉的“红色”富氧的动脉血混合，通过左心室泵入主动脉。由于这些混合血的含氧量相对较低，宝宝的皮肤黏膜看起来就呈不同程度的青紫色，也就是我们常说的“发绀”（图 2.26）。

有些细心的、已经基本熟悉肺循环的宝爸宝妈读到这里，一定会发现问题

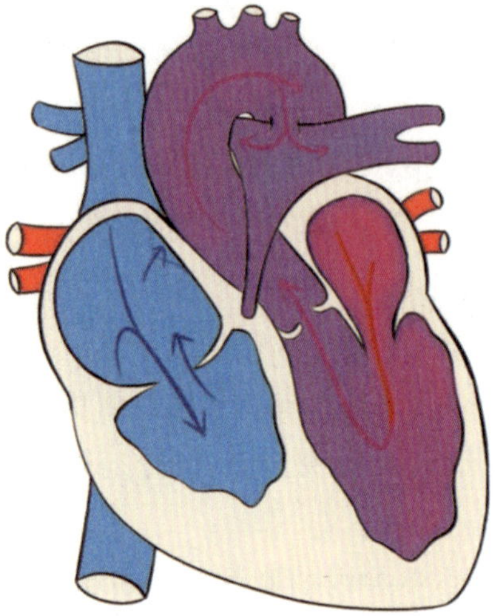

图 2.26 室间隔完整的肺动脉瓣闭锁

了。肺动脉瓣是闭锁的，血液进不到肺里，无法完成气体交换，那左心房里那些富含氧气的动脉血是从哪儿来的？这是一个好问题，如果肺动脉闭锁只有我们上面提到的这些问题，左心房里的动脉血就成了无源之水，的确是不合逻辑的。所以，能够存活下来的孩子，一定还有别的通道，可以为肺脏提供血液，让这些血液能够在肺里完成气体交换之后，再回到左心房。这个通道就是动脉导管。由这个思路我们也可以想到，患有室间隔完整的肺动脉闭锁的宝贝在出生后，维持动脉导管开放是多么重要的一件事。因此，新出生的宝宝一旦确诊，便需要严密的监护与干预。临床上，医生往往会为这些宝宝应用前列腺素，以防止动脉导管闭合。有一个较大的心房水平的交通（比如较大的卵圆孔或者房间隔缺损），同时维持动脉导管的开放和经导管血量的平衡，对孩子的生存、有机会接受进一步手术治疗至关重要。必要的时候，在孩子出生后不久，可能需要用介入的方法，把可充气的球囊送到房间隔上，先做一个扩大卵圆孔或房间隔缺损的手术。对于肺动脉瓣呈膜样闭锁的宝贝，在介入技术水平较高的医学中心，还可以采用激光或射频的方式，为闭合的肺动脉瓣打孔，并使用球囊扩张，以减轻右心室压力，促进肺动脉正常发育。

除了右心室本身发育不良外，三尖瓣也会有不同程度发育不良。早在胎儿期，右心室在收缩时便承受了异常高的压力，虽然部分血液可以通过三尖瓣反流以卸压，但长期的高压迫使血液渗入右心室的肌肉间隙（“窦状隙”）到达冠状动脉，这些冠状动脉的供血就称为“依赖右心室的冠脉循环”。外科手术对畸形的矫治会解除右心室的高压，但如果压力陡降，就可能会累及冠状动脉的供血。严重的可能会造成心肌缺血甚至心肌梗死，故而“依赖右心室的冠脉循环”是手术方式选择需要衡量的重要因素。

肺动脉闭锁合并室间隔缺损

不同于室间隔完整的肺动脉闭锁，这类疾病在左右心室之间存在一个大的缺损，允许右心室缺氧的静脉血通过缺损汇入左心室而流向全身，这和法四有点相似。为肺供血的任务由未闭的动脉导管和（或）数支大的主动脉–肺动脉侧支血管（MAPCA）所代替。由于心脏内发生了动、静脉血的混合，孩子也会出现发绀。手术矫形常用到同种带瓣管道来重建、恢复右心室和肺动脉的连接。

三尖瓣闭锁

三尖瓣是右心房通向右心室的单向阀门。正常情况下，未经氧合的蓝色静脉血经此“门”进入右心室，最终进入双肺进行氧合。在三尖瓣闭锁的情况下，唯一能让静脉血进入肺的通道是右心房与左心房间的缺损。静脉血由房间隔缺损进入左房与富含氧气的红色动脉血混合，继而由左心室泵入主动脉至全身，所以患儿也会出现皮肤黏膜青紫（发绀）的状况（图 2.27）。以上这个血流的途径，与我们前一部分介绍的室间隔完整的肺动脉闭锁有相似之处，造成孩子发绀的机制也是相同的，区别之处就在于闭锁位于不同的部位。

此外，三尖瓣闭锁可能合并一些其他的心脏畸形，如室间隔缺损、肺动脉狭窄和完全性大动脉转位。在合并室间隔缺损的情况下，过量的血液会从左心室经室间隔缺损进入右心室，最终流入双肺，使心肺承担额外的工作，加重了心肺负担。孩子会表现为呼吸急促、喂养困难和生长发育受限等症状。在存在比较严重的肺动脉狭窄时，进入肺进行氧合的血液过度受限，患儿会表现为较重的发绀。大动脉转位时，患儿的主动脉和肺动脉与两侧心室错误连接，使病情进一步复杂化。

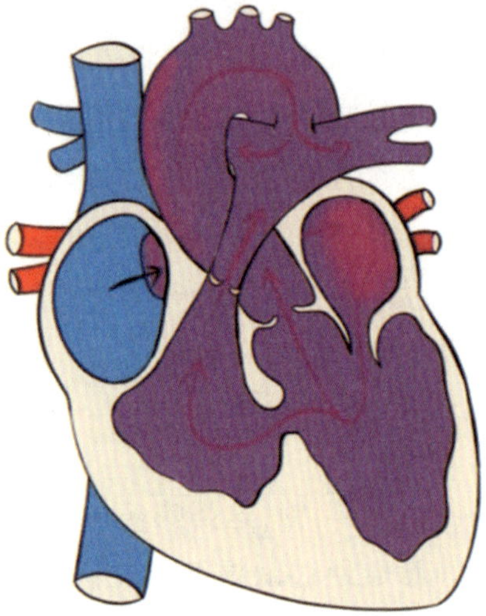

图 2.27　三尖瓣闭锁

某种意义上,三尖瓣闭锁可以归为一种功能性单心室。在治疗上,一般也都是采用姑息治疗的方法。虽然无法得到根治,但孩子的生活质量会得到很大程度的改善。

(薛兰钢)

单心室

在正常的心脏,静脉血经由三尖瓣进入右心室,动脉血经由二尖瓣进入左心室,两个心室由室间隔隔开,各司其职。当两个心室的发育不均衡,有一侧心室发育偏小,二、三尖瓣的血流均进入另一侧心室的时候,就形成了一种比较罕见的心脏畸形——单心室,又叫心室双入口。在两个大小不一的心室之间,是一个巨大的室间隔缺损,而心室中的血液则是动、静脉的混合血。合并单心室的孩子常常在出生后早期就表现为发绀、发育迟缓等,还可能存在充血性心力衰竭、心律失常等情况。此外,单心室还有可能会合并心脾综合征,即腹腔脏器位置异常,最常见的两种情况是无脾和多脾。

两侧心室发育的不均衡，决定了单心室治疗无法做到“根治”，也就是说，想要通过“补窟窿”的方式把两个心室之间的那堵“墙”修好，是无法治愈单心室的，更何况这种病还常常会合并肺动脉或主动脉的发育异常。临床上，单心室一般只能做“1 个心室”的姑息矫治，换言之，两个心室只能作为左心室使用，右心的血液最终只能通过别的路径进入肺动脉。

然而，即使是“1 个心室”这样的姑息手术，可能也无法一次完成。在此之前，针对每一例单心室的特点，常常需要做一些“预备”手术。

单心室合并肺动脉高压

对于发育正常的肺动脉，在出生后早期，由于肺动脉的压力低于体循环的压力，大量的动、静脉混合血涌入肺动脉，其血量远超过进入主动脉的血量。这些过量的血液经过肺脏的循环，最终还会回到心脏，可能会引发充血性心力衰竭。同时，这些过量的血流还可能造成肺血管阻力升高，最终错失“1 个心室”姑息手术的指征。那么，怎么才能阻挡这些血流呢？最好的办法就是“交通管制”——在肺动脉上缝上一根带子，通过环缩肺动脉达到“限流”的作用(详见第 3 章“肺动脉环缩术”)。

单心室合并肺动脉狭窄

肺动脉狭窄可谓是先天就对肺动脉进行了过度的“交通管制”，由于进入肺动脉的血流量太少，会造成两个后果：一，孩子缺氧较为严重；二，肺动脉及其分支发育不良。补救的办法就是通过“架桥”的方式，改善肺动脉的供血(详见第 3 章“B-T 分流术/中心分流术”)，这类手术一般在出生后半年内完成。随着孩子年龄的增长，需要将上述分流管道拆除，将上腔静脉与肺动脉连接起来(详见第 3 章“Glenn 手术”)，为肺动脉提供更多的血液——这类手术一般在 2 岁以内完成。

单心室合并主动脉狭窄

有的时候，主动脉的发育很差，直径远远小于标准值。在这种情况下，心室腔内的血液进入主动脉受阻，很难有足够的血液供给全身。为了能够改善这一状况，也需要一类特殊的手术进行矫治，把肺动脉的主干连接到主动脉上，借着这条“旁路”，将心室的血液输送到主动脉内。可能会采用的术式如“Norwood”或“Damus-Kaye-Stansel”手术，我们会在第3章的相应部分再做进一步的介绍。

总的来说，单心室如果合并了上述这些问题，便不得不先进行一些“预备”治疗，随后经过短则几个月，多则两三年，才能进行最终的“1个心室”矫治。届时，这两个发育极不均衡的心室将彻底作为左心室发挥作用，而上、下腔静脉则直接或借由人工管道连接到肺动脉上，把返回心脏的静脉血由此捷径送入肺脏。

完全性大动脉转位

完全性大动脉转位，从名称来看，似乎在强调大动脉位置的改变，事实上也的确如此。在本书的开始，我们曾为大家介绍过心脏和大血管的关系，主动脉起自左心室，肺动脉起自右心室。发生完全性大动脉转位时，主动脉是从右心室发出的，而肺动脉则来自左心室。那么问题来了，这种畸形会造成什么结果？结果就是：右心室里流动的是缺氧的静脉血，这些血未经氧合就直接通过主动脉进入身体各处，很难为机体提供足够的氧，孩子从出生以后就处于缺氧的状态；而左心室里含氧的动脉血则又一次回到肺脏去进行“充氧”——静脉血永远是静脉血，动脉血永远是动脉血，似乎成了两个“死循环”。事实上，临床上见到的患有完全性大动脉转位的孩子，在心脏里或多或少都会有一些动、静脉血的混合，使进入主动脉的血液含氧量能略有升高。这种动、静脉血的混合，也许是通过心房间的卵圆孔或房间隔缺损，也许是通过心室间的室间隔缺损，或是主动脉与肺动脉之间的动脉导管来实现的。临床上，常常根据是否存在室间隔缺损把完全性大动脉转位分成两类。

室间隔完整的完全性大动脉转位

当室间隔完整的时候，为了使进入主动脉的血液含氧量略有增加，就必须存有卵圆孔未闭/房间隔缺损和(或)动脉导管未闭，从而实现动、静脉血的混合。那么，孩子是不是就可以存活了？事情远没有这么简单！房间隔上可能只有一个很小的卵圆孔，对动、静脉血混合的作用难以满足人体需要；在孩子出生后不久，动脉导管就可能会发生闭合，使动、静脉血无法混合；房间隔上的缺损可能太大，动脉导管可能太粗，分流太多，孩子虽然缺氧不明显，却会很快出现充血性心力衰竭……

针对上面的情况，必须及时采取一些措施：

卵圆孔太小，可能需要通过介入的方法将一个球囊送入右心房，并通过卵圆孔进入左心房。此时为球囊充气，并将球囊拉回到右心房内——这一操作可以把卵圆孔扩大，增加动、静脉血的混合量。动脉导管要闭合，可能需要为孩子应用前列腺素 E1 来维持导管的开放。出现了充血性心力衰竭，则需要应用强心、利尿药物改善心脏功能。在采取这些措施之后，接下来要做的就是尽早为宝贝安排手术治疗了。根据主动脉和肺动脉的相对位置，手术会有多种术式，但目的都是调转主动脉和肺动脉，将大动脉和心室的连接关系恢复正常，实现对畸形的完全矫治。

由于左心室连接的是阻力较低的肺动脉，如果没能及时为孩子手术，本应"充满力量"的左心室可能会因为用进废退，慢慢就变得不那么强壮了。这时如果直接调转主动脉、肺动脉，术后左心室很可能没有足够的力量将血液泵入主动脉。因此，在这种情况下是不能直接进行动脉调转手术的，必须先进行左心室功能锻炼。通过对肺动脉进行适当环缩，增加左心室射血的阻力，让左心室的心肌健壮起来。

合并室间隔缺损的大动脉转位

当大动脉转位合并一个较大的室间隔缺损时，动静脉血的混合往往较为充分，孩子的发绀程度较轻，缺氧的表现也没那么严重。但是，此时进入肺动脉的血量明显增加，很容易出现不可逆的肺血管阻力升高。因此，条件允许时，也应该尽早为孩子争取手术的机会。

矫正型大动脉转位

矫正型大动脉转位是一种和完全性大动脉转位有些类似却又不同的复杂畸形。矫正型大动脉转位不仅有大动脉和心室连接的错位，心房和心室的连接也是反的。也就是说，右心房连着左心室，左心室连着肺动脉；左心房连着右心室，右心室连着主动脉。

有些细心的爸爸妈妈看到这里一定发现了一个问题：这不就像是数学里的“负负得正”嘛！虽然心房和心室、心室和大动脉连接都反了，可是反过去再反回来，静脉血还是进入了肺动脉，动脉血还是进入了主动脉。的确，如果不存在房间隔缺损、室间隔缺损或其他需要手术的心内畸形，过去的观点认为矫正型大动脉转位是无须手术治疗的。事实上，患有矫正型大动脉转位的小朋友，早期确实可能没有任何临床表现。但后来人们发现，事情远没有这么简单。左心室和右心室在心肌的力量上存在着显著的差别，这就如同是生活中的男孩子和女孩子一样。一般情况下，男孩子力气大，而女孩子的力气天生就会小一些。如果我们违反自然规律，非要让一个瘦弱的女孩子去做重体力劳动，她可能很快就把身体累坏了（图 2.28）。矫正型大动脉转位中，虽然血液的流向都是正常的，但问题就出在连接主动脉的是瘦弱的右心室，连接肺动脉的是强壮的左心室。现在的观点认为，矫正型大动脉转位随着年龄的增长，右心室会慢慢衰竭，随之而来的还有瓣膜关闭不全、心律失常等问题。因此，这种“负负得正”的畸形也是需要手术的，但是应该在孩子多大的时候进行手术干预，还存在一定的争议。

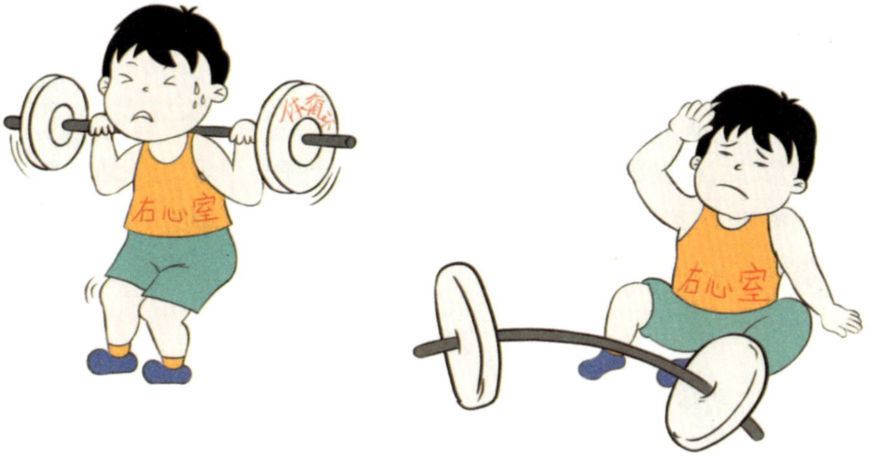

图 2.28　难以负担体循环负荷的右心室

矫正型大动脉转位最常用和最有效的手术方式是进行“双调转手术”，即在心房水平和大动脉水平均进行调转手术，恢复左心房–左心室–主动脉、右心房–右心室–肺动脉的连接。虽然这种手术的难度比较大，但在技术比较成熟的医院也可以有较高的成功率。

共同动脉干

如果我们仔细去了解心脏的发育过程，就会发现胚胎期的心脏最开始只是一根细小的管子——心管。随着胚胎的发育，这根心管也发生了旋转、扭曲，有些地方膨大形成了心房、心室，有些地方长出了间隔，有些地方形成了瓣膜……而连接心室的“动脉干”内，则慢慢形成了一个螺旋形的间隔，并最终将动脉干分成了“缠绕”着的两支大动脉——主动脉和肺动脉。两支大动脉分别携带来自两心室的动脉血和静脉血，送往全身和肺脏。

如果上述这个发育过程出了问题，就可能会出现主动脉、肺动脉无法完全分隔开来的情况，这一类畸形统称为共同动脉干，又称为永存动脉干。共同动脉干是一类罕见的发绀，属于先天性心脏病，在新生儿中的发生率约为 0.07‰，占所有先天性心脏病的 1.1%。约有 40%的共同动脉干病例存在染色体 22q11 缺失。按照主动脉、肺动脉的分隔程度不同，可以将共同动脉干分为如下几个类型(图 2.29)：

Ⅰ型共同动脉干，可以看到有一段肺动脉的主干发自动脉干的后壁，随后发出左、右肺动脉。我们也可以把这种情况理解为主动脉和肺动脉的“分隔”不够彻底。来自心脏内的血液，在进入动脉干后，一部分流入肺动脉，一部分则进入体循环和冠脉循环。

Ⅱ型共同动脉干，与Ⅰ型相比，Ⅱ型似乎情况更差了些，已经看不到肺动脉主干了，只有左、右肺动脉分别从动脉干的后壁发出，但两者位置还算相近。来自心内的血液会分别进入左、右肺动脉以及体循环和冠脉循环。

Ⅲ型共同动脉干，与Ⅱ型有类似之处，也没有肺动脉主干，但左、右肺动脉相距较远。

前面已经提到，这三种类型的共同动脉干、肺动脉主干或分支，是直接起自动脉干的，这就意味着来自心脏的血液会有很大一部分进入肺脏，如果没

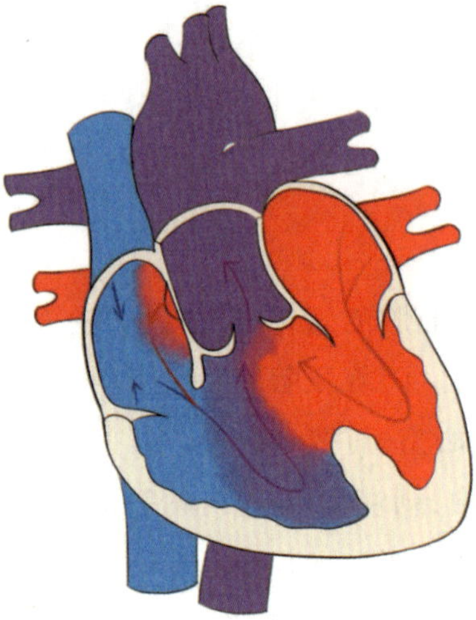

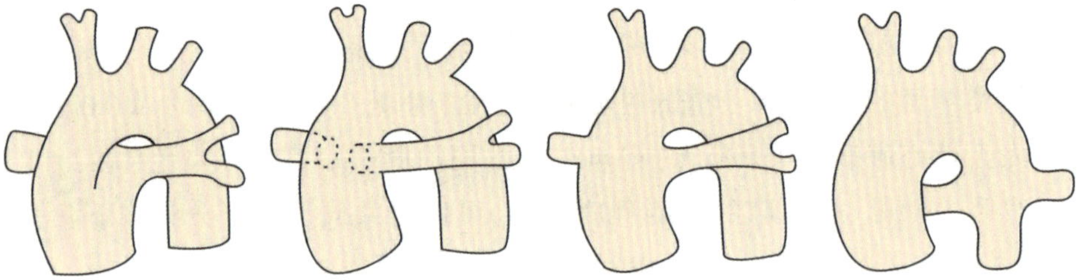

图 2.29　共同动脉干及分型

有及时处理,很可能会发展成肺动脉高压和左心功能不全。为防止这一情况出现,宝宝出生后一定要尽早手术,先做肺动脉环缩术,通过环绕肺动脉缝合一根带子,限制肺动脉的直径,进而限制进入肺部的血流量。相应地,进入肺的通路变窄,就会有更多的血液参与到体循环中去。在此基础上,针对Ⅰ型,我们可以把那段肺动脉摘下来,重新"种"回右心室(Rastelli 手术);针对Ⅱ型,我们可以把左、右肺动脉连同一部分动脉干的后壁取下来,借助一段人工血管连接到右心室;在Ⅲ型,由于两侧的肺动脉存在一定距离,修复起来比Ⅱ型难度更大。

那么,Ⅲ型共同动脉干是否就是最严重的类型了呢?当然不是。如果连左、右肺动脉都不存在，只有一些粗细不同的侧支从动脉干上发出，将血液运送到两肺，就成了Ⅳ型共同动脉干，有时候也被称为Ⅳ型共干、假性动脉干。在某种意义上，Ⅳ型共同动脉干，从结构和病理生理上也可以理解为是合并有室间隔缺损和体肺侧支的肺动脉闭锁。针对这一情况，必须先进行"融合"手术，把众多小的侧支合并成较粗的血管，再完成 Rastelli 手术。

左心发育不良综合征

我们在介绍心脏结构的时候，习惯把前后相连的左心房、二尖瓣、左心室、主动脉瓣和升主动脉称为左心系统。在功能上，这一连串的结构就像是一条蜿蜒曲折的河流以及在河流上设置的闸门。若要保证水流通畅，河道要够宽，闸门要完全打开。这些要求体现在左心系统上，就是要以上结构都发育正常，瓣膜开放不受限制，血液进入体循环的通路毫无阻碍。当这些结构存在发育不良的时候，就称为"左心发育不良综合征"，发病率大约为 1%。好在这类疾病在我们中国并不多见(图 2.30)。

前面我们把左心系统比喻成了一条河流，实际上，左心的问题比河流还要

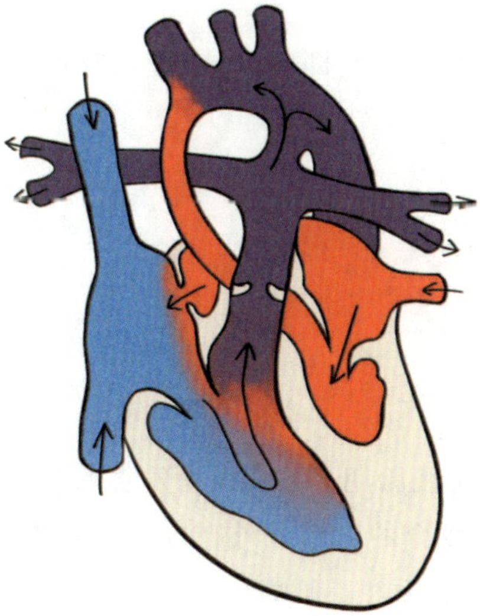

图 2.30　左心发育不良综合征

复杂一些。左心发育不良综合征的孩子左心室发育很差，这很可能是因为左心室的入口“二尖瓣”和出口“主动脉瓣”的发育不良甚至闭锁造成的。同样的，左心室和主动脉瓣的发育不良，又导致没有足够的血液进入升主动脉，结果就是升主动脉的发育也受到了严重影响，成了一根很细的动脉。体循环缺血是很难维持最基本的生存需要的。

患有左心发育不良综合征的宝宝，出生后开始自主呼吸，肺血管压力逐渐下降，主动脉和肺动脉之间的动脉导管也逐渐闭合——如果导管存在，或许还可以由肺动脉借着动脉导管为体循环提供一些血流支持，导管闭合后，左心系统就进入了严重的缺血和缺氧状态，情况非常紧急。如果没有及时处理，宝宝会出现呼吸急促、心率增快、喂养困难、肺淤血等表现，随时有生命危险。

诊断为左心发育不良的宝宝需要尽早应用前列腺素 E1，维持动脉导管开放，并尽早采取手术治疗，促进左心系统发育。第一次手术，即 Norwood 手术（参见第 3 章），一般在出生后几小时到几天之内进行，目的是为了促进主动脉的发育，为全身提供相对较多的血液供应——虽然是动、静脉的混合血液，但效果却很不错。5~8 个月的时候，宝宝将要接受第二次手术，也是我们前面提到过很多次的双向 Glenn 手术。当然，还有第三次手术，全腔静脉肺动脉连接术。

此外，还有一种内外科结合（即杂交技术）治疗左心发育不良的方法，我们也将在 Norwood 手术那一节介绍。

（郭志鹏）

宝爸宝妈最关心的问题

➢ 为什么我的宝宝会得先天性心脏病？

先天性心脏病是由于胚胎期心脏或血管发育畸形所造成的疾病。在这一关键时期，任何影响心脏发育的内在或外在因素都将造成心脏某一部分发育障碍，进而形成各种类型的先天性心脏病。

一般来说，先天性心脏病受遗传因素影响较大，但是有些胎儿在发育的时候受到病毒感染，或接触到致畸药物、放射性物质、环境污染等因素，也会诱发该病。

由于在先天性心脏病发生方面的研究资料有限，而上述众多影响因素的作用机制又不甚明确，所以，在先天性心脏病宝宝中，能查到病因的是极少数。

建议：针对遗传因素来说，凡是存在遗传疾病家族史的父母，应该尽量通过染色体检查和妊娠期间的遗传基因检查来排除胎儿患先天性心脏病的可能。另外，为了预防先天性心脏病的发生，孕妇应避免居住在新装修的房屋内，避免接触有毒化学物质（包括苯、二氧化硫等有害气体和汞、镉等重金属等），避免接触放射性物质，避免生活在电磁波强烈的环境下（日常生活中使用家用电器、电子设备，其电磁辐射剂量都在安全范围之内，无须特意屏蔽）。同时，尽量避免使用药物，禁用高风险的药物（阿司匹林、四环素类药物、避孕药等）。

➤ 产前检查怎么没有查出我的宝宝有心脏病？

先天性心脏病是否能在产前检查被发现，受“技术方面”和“胎儿生理方面”的限制。技术方面，胎儿的心脏非常小，超声波下犹如弹珠大小，所以对设备、超声医师的要求都非常高。如果心脏结构有明显异常，如单心房、单心室、大动脉转位等严重的先天性心脏病，产前诊断发现问题的概率有 50%~60%，如果只有轻微的心脏构造异常，比如房间隔缺损、室间隔缺损，则只有 30%的可能被发现。

至于胎儿生理方面的限制，则与血液循环方式有关，宝宝在妈妈的体内不需要用肺呼吸，出生后逐渐转变成体循环和肺循环并存，有些心脏异常到这时才会被发现。

此外，还有一种情况，即“动脉导管未闭”，在宝宝出生前，这是孩子体内的正常结构，只有出生后无法闭合，才能算是异常。所以，也就不存在产前能否查出的问题了。

➤ 什么是唐氏综合征？

唐氏综合征（Down Syndrome）又称为 21-三体综合征或先天愚型，是由于先天多出一条 21 号染色体造成的综合征。大多数唐氏综合征的孩子，都有一个相似的面容,即:宽眼距、低鼻根、小眼睛、眼外侧上斜、常伸出口的胖舌头和爱流口水等,且皮肤宽松,手指短,常有通贯掌。唐氏综合征的孩子多数存在智力低下,容易合并多种畸形。在小儿心脏外科常常可以见到有合并唐氏综合征的先天性心脏病小朋友,其畸形往往较复杂。

有些唐氏综合征宝宝的家长在手术前谈话的时候会询问,手术完孩子的智力是不是就恢复正常了。其实,心脏手术和孩子的智力没有直接关系,也不可能矫治染色体的异常,所以术后智力不会提升。

➢ 什么是 Williams 综合征?

Williams 综合征又叫作小精灵综合征,是因第 7 号染色体长臂 7q11.23 处的部分基因缺失造成的先天性疾病。患有 Williams 综合征的孩子一般会有典型的小精灵样面容(前额宽、短鼻、鼓腮、嘴阔、牙齿稀疏),喜好与人交谈,有一定的音乐天赋,同时可能有智力和学习障碍。Williams 综合征的孩子常合并一系列的先天性心脏病,包括:肺动脉狭窄、主动脉瓣上狭窄(在升主动脉从心脏发出后,于主动脉瓣上方出现狭窄),并有高钙血症。

➢ 先天性心脏病宝宝不能打疫苗了吗?

目前国内很多地方都认为,先天性心脏病的孩子不能接种疫苗。有些地方还为先天性心脏病宝宝接种疫苗制订了具体的标准,比如多大直径以上的缺损就不能打了。我们在门诊也常常遇到为此苦恼的爸爸妈妈,因为疫苗未能接种,甚至无法进入公立幼儿园。为此,我们也专门查找了很多资料,不妨为大家介绍一些国外的观点:

根据美国心脏协会(American Heart Association,AHA)的建议,患有先天性心脏病的孩子应该接受和所有正常儿童一样的常规护理和标准免疫接种。由于先天性心脏病的孩子体质往往较弱,甚至还需要进行一些额外的疫苗接种,比如流感疫苗。

国外有儿科心脏医师建议,6 个月以上的人群都应该接种流感疫苗。事实上,患有心脏病的孩子,属于流感高危人群,流感疫苗对他们来说尤为重要(图 2.31 二维码 1)。

来自华盛顿全国儿童医疗中心的 Spaeder 对在约翰霍普金斯医院接受心脏手术的儿童进行了一项回顾性研究。研究发现,与对照组相比,合并有呼吸道病毒感染的孩子术后的住院时间和 ICU 居留时间都明显延长。由此该研究的作者强烈建议这一人群应常规接种流感疫苗,并在冬季常规为手术的孩子进行呼吸系统病毒检测(图 2.31 二维码 2)。

在接受特定治疗或手术前后的 3~4 周,一般不建议接种疫苗。因为接种疫苗可能会引起发热或全身不适,在术前,这些症状可能会导致手术取消,在术后则可能会干扰医生的判断,误以为出现了术后感染。

先天性心脏病合并免疫缺陷(Di Geroge 综合征)的孩子,以及接受心脏移植的孩子,由于机体免疫功能减弱,不建议接种疫苗(图 2.31 二维码 3)。

综合上述观点,结合对先天性心脏病的认识,我们认为:

- 先天性心脏病不是打疫苗的禁忌证,孩子在出现发烧、腹泻、肺炎等其他疾病时不能打疫苗,可在这些疾病治好后补打。
- 先天性心脏病的宝宝体质偏弱,应该接种流感疫苗。
- 手术前后 3~4 周内不建议接种疫苗,随后应按时补种各种疫苗。
- 免疫缺陷和心脏移植的宝宝,不建议接种疫苗。

➢ 先天性心脏病宝宝不能哭,只能哄着?

对于患有简单先天性心脏病的宝宝,哭闹对心脏的影响很小,爸爸妈妈们可以像对待健康孩子一样,不必迁就或特意去哄。

部分宝宝患有较为复杂的先天性心脏病,严重哭闹会导致心脏缺血缺氧,加重心脏负担,所以遇到这种情况,爸爸妈妈们应该想办法尽量减少哭闹的

图 2.31 国外关于先天性心脏病宝宝接种疫苗的参考资料,感兴趣的读者可以扫码查看。

时间。

➢ 医生说宝宝暂时不用手术,那有什么注意事项吗?

遵医嘱定时复查。当发现宝宝反复发生肺炎、心力衰竭、体重不增甚至减轻,或者出现肺动脉高压时(可以通过心脏超声和心导管检查评价),则应及时手术。

如何识别心力衰竭呢?

年长儿心力衰竭的症状与成人相似,可观察到的表现包括:乏力、活动后气急、多汗、食欲减退、腹痛和咳嗽。婴幼儿心力衰竭的临床表现有一定特点,常见症状为呼吸快速、表浅、频率可达 50 次/分以上,喂养困难,体重增长缓慢,烦躁多汗,哭声低弱等。

➢ 什么是肺动脉高压?

简单来说,肺动脉高压是肺动脉血管里的血压偏高。在出生时,肺动脉压力偏高是正常的,但在接下来的一段时间内,肺血管的阻力会逐渐下降,肺动脉压力逐步降低。当肺动脉高压无法自行消失时,就称为持续肺动脉高压。实际上,肺动脉高压是一种病因众多、机制复杂的疾病,可能作为先天性心脏病、感染、肺疾病、早产儿或出生并发症的结果而发生,也可能是没有其他诱因的特发性疾病。当孩子存在某些类型的先天性心脏病时,肺动脉高压往往是先天性心脏病病理生理过程的结果之一。严重的肺动脉高压会使右心室泵血的阻力增大,长此以往,可能会造成右心衰或心律失常。

➢ 超声报告上写着"室间隔缺损,室间隔膜部瘤",孩子是得了肿瘤吗?

膜周部室间隔缺损,因三尖瓣隔瓣粘连形成的膨出结构被称为"膜部瘤",并非肿瘤。

➢ 超声报告说室间隔缺损的左向右分流压差有 80mmHg(1mmHg=0.133kPa),这个数值这么高,是不是孩子已经有肺动脉高压了?

恰恰相反。这个数值反映的是左心室(高压腔)和右心室(低压腔)之间的压差,数值越高,说明收缩期时右心室内的压力越低,间接说明肺动脉压力并不高。如果这个数值越来越小，反而要引起重视了。

➤ 发绀的宝宝有哪些注意事项？

患有发绀型先天性心脏病，如法四、肺动脉闭锁的宝宝，在婴儿时期常可因哭闹、排便等诱发缺氧发作，表现为突然烦躁不安、呼吸深快、脸上口唇发青加重、哭声微弱等。有时伴有晕厥，一般不超过一分钟，但严重的时候可能会危及生命。

遇到这种情况，家长首先不要慌张，立即将孩子的下肢屈起至胸部并保持；哄哄孩子，让他能舒服些，有条件的可以给予吸氧等措施。对大孩子采用同样姿势，有的大孩子在玩耍时发生缺氧会自己下蹲（蹲踞），这是他自己的缓解方式。家长不要强拉孩子站立，等孩子恢复后再让孩子起来，但是起来的速度不能太快。如仍得不到缓解，应尽快到医院救治。如果孩子经常缺氧发作，家长最好能准备一个氧气袋应急。发生缺氧症状时，要记下发作的大概频率、严重程度、持续时间、缓解方式等，这是医生问诊时的重要诊断依据。

但是无论如何，处理该症状都只是权宜之计。要杜绝孩子出现上述症状，最根本的方法就是让孩子及时接受手术治疗。如果孩子暂时还不具备根治手术的条件，可以听从医生的建议暂时先采用姑息减状（减轻症状）手术，既能有效改善缺氧，也能为根治手术做好准备。

（刘爽　郭志鹏）

第 3 章

修心有术

当我活着时,我要做生命的主宰,而不做它的奴隶。

——惠特曼

先天性心脏病的常用术式

本章会对先天性心脏病的常用手术方法进行介绍,需要说明的是,很多术式并非与某种心脏畸形对应,同一种畸形可能有几种手术方法;同一种手术也可能适用于多种畸形。

心脏手术的一般过程

说到心脏手术,宝爸宝妈们都会有很多疑问。这些问题可能包括:心脏手术是怎么做的?切口在哪儿,有多长?是"开膛"吗?要切掉"肋骨"吗?是不是做手术要把心脏拿出来,做完了再缝回去?手术风险有多高?手术以后留不留瘢痕?钢丝取不取?我们能不能做微创,做介入手术?我们能不能不做手术?下面我们就来介绍一下最常应用的心脏外科手术。

切口的选择(疾病不同,切口的位置不同)

• 胸部正中切口:需要将中间的胸骨锯开,撑开胸骨后即可显露心脏,适用于大多数心脏手术。手术后需要钢丝固定胸骨,没有特殊情况,一般不会再拔除钢丝。

• 左后外侧切口(左后背切口):在切开皮肤及皮下组织后,从肋骨间隙显露手术视野,适用于动脉导管未闭结扎/切断缝合术、单纯主动脉缩窄矫治术、单纯主动脉弓离断矫治术等。

• 右侧切口(右腋下切口):也是通过肋骨间隙来显露手术视野,适用于房间隔缺损修补术、室间隔缺损修补术、部分型肺静脉异位引流等。

- 大腿根部：封堵手术的穿刺部位。

切口的大小

正中切口的大小一般跟心脏大小差不多，最长不会超过胸骨的长度；右腋下切口大小 3~5cm；左后外侧切口大小 6~10cm。

手术过程

手术分为非体外循环手术和体外循环手术。

非体外循环手术：一般是一些不需要进入心脏或打开心腔的手术，例如动脉导管未闭、主动脉缩窄等疾病，于左后外侧切口行手术治疗，不需要体外循环支持。

体外循环手术：例如正中开胸手术和右腋下切口手术。凡是心脏内部畸形，需要打开心脏才能手术的疾病，都需要让心脏停下来。在手术过程中，体外循环系统会充当人工心肺机，代替心脏和肺的功能，完成血液的气体交换，并促进血液在身体中流动，维持组织、器官的灌注。

体外循环的一般过程

如果我们把血液循环系统比作是一个电路，那么血液就是电路里的电流，驱动血液流动的心脏，则是电路里的电源。现在电源出了故障，需要医生维修了，可是电路不能断电呀！怎么办？这就需要给电路里再并联一块备用电源，有了备用电源供电，原装电源就可以进行维修了。体外循环的设备和管路，就是起到了并联备用电源的作用。在连接心脏的腔静脉上放置插管，将回心缺氧的静脉血引到体外循环机里。血液通过体外循环设备中的人工氧合器时，会把多余的二氧化碳释放出来，加上足够的氧气，在人工血泵的推动下，血液经由主动脉根部的插管又重新流回血管里，为全身各个脏器提供氧气。经过这个过程，血液循环跨过了心脏和肺脏，可以保证手术时心脏里没有过多的血液，有助于完成手术操作(图 3.1)。

在体外循环开始前，医生会从静脉给予肝素抗凝，以防止血液在体外循环设备里形成血栓。进行体外循环的时候，医生会将孩子的体温降低几摄氏度，这样就减少了人体对氧的需求量，提高了体外循环的安全性。在体外循环开始后，

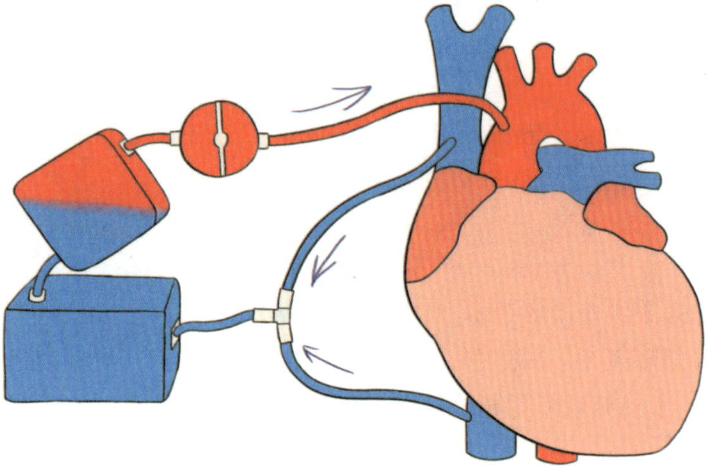

图 3.1　体外循环示意图

医生会在主动脉插管和心脏之间的主动脉上夹上一把钳子，在钳子的近端为心脏灌注心脏停搏液。这是一种冰冷的液体，通过注入冠状动脉中使心脏停止工作。心脏停搏液有很多种配方，但大多数都含有高浓度的钾离子，因为钾离子可以有效地使心脏停止跳动，并在冠状动脉供血中断后与低温相配合，保护心肌不受损伤。在手术结束前医生会逐渐恢复人体的温度，并取走主动脉上的那把钳子。此时，温暖的血液重新灌注进冠状动脉，心肌血供恢复，心脏恢复跳动。随着血压、心率、心律、体温等指标逐渐恢复到术前水平，体外循环逐渐撤除，恢复由心肺工作的状态。原装电源修复完毕，开始正常为电路供电，备用电源撤除。

下面我们就来介绍一下，这些借助或不借助体外循环完成的各种心脏手术。

心内间隔缺损矫治手术

房间隔缺损手术

房间隔缺损封堵术

封堵手术是在麻醉下进行的，对于很小的孩子，需要进行全身麻醉。孩子“睡着”以后，医生会将一根细导管置入孩子一侧腿部的静脉，并把这根导管经下腔静脉送达心脏。当导管到达心脏内缺损的位置时,医生会通过该导管送入一个封堵器来闭合孔洞。封堵器类似两个摞在一起的雨伞,可以卡在缺损的两侧。虽然术前已经通过各种检查确定了缺损的直径,术中依然会从多个角度再次测量,以便选择适当大小的封堵器进行封堵治疗;如果太大或者位置不合适,则可能需要外科手术治疗(图 3.2 和图 3.3)。

房间隔缺损封堵术的适应证包括:

• 继发孔型房间隔缺损,患儿年龄一般≥2 岁,体重≥10kg,缺损边缘至冠状静脉窦、上下腔静脉以及右上肺静脉之间距离≥5mm,与房室瓣环的距离≥7mm,房间隔直径>所选用封堵器的直径。

• 复杂先天性心脏病矫治手术后遗留的房间隔交通,待病情稳定后可考虑封堵。

• 外科修补术后的残余分流。

• 不合并其他必须处理的心脏疾病。

术后需要服用阿司匹林抗凝治疗 6 个月, 防止封堵器周围形成小血块,引起栓塞。具体服药剂量请遵医嘱。

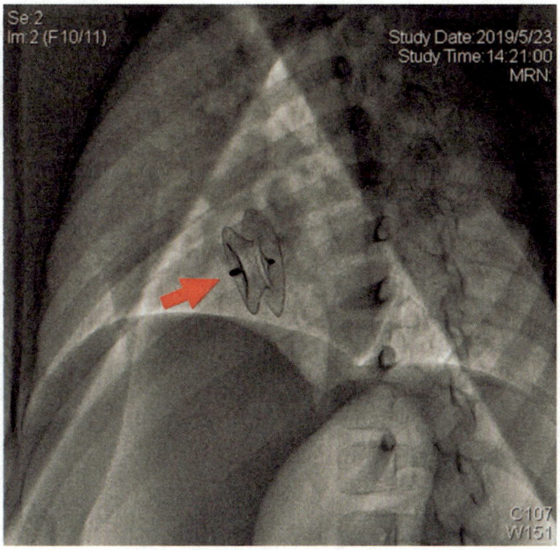

图 3.2　数字减影设备下的房间隔缺损封堵器(红色箭头)

房间隔缺损外科手术

封堵手术失败或者不适合做封堵手术的患儿，排除手术禁忌证后可以行外科手术。手术部位为正中切口或者右腋下切口。两种切口除去位置不同，手术方式并无明显区别。术中借助体外循环技术让心脏停止跳动，打开心房，使用心包补片或涤纶片，就像是给衣服补“补丁”一样，修补房间隔缺损。对于直径较小的房间隔缺损，也可以采用直接缝合的方法。

室间隔缺损手术

室间隔缺损封堵术

- 室间隔缺损封堵的原理和方法与房间隔缺损封堵术相似(图 3.4 和图 3.5)，其适应证包括：
- 年龄通常≥3 岁，体重>10kg。
- 膜周部室间隔缺损：有血流动力学影响的单纯性室间隔缺损，直径>3mm，<14mm；室间隔缺损上缘距主动脉瓣右冠瓣≥2mm。
- 肌部室间隔缺损。
- 外科手术后残余分流。

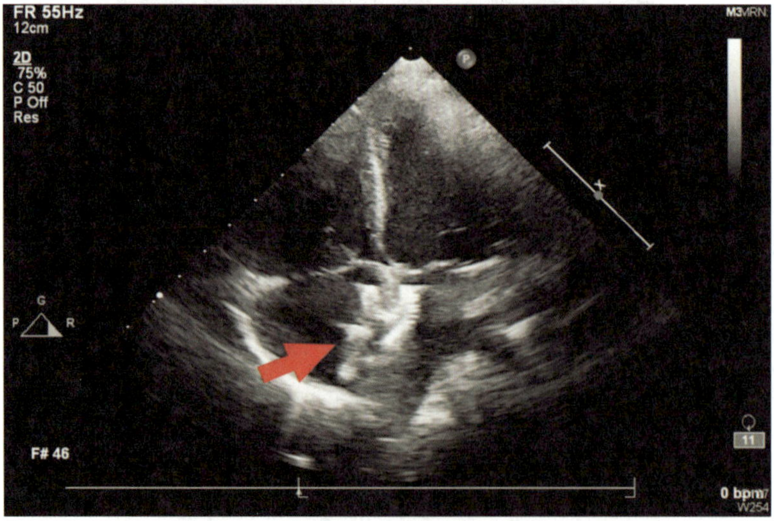

图 3.3　超声心动图下的房间隔缺损封堵器(红色箭头)

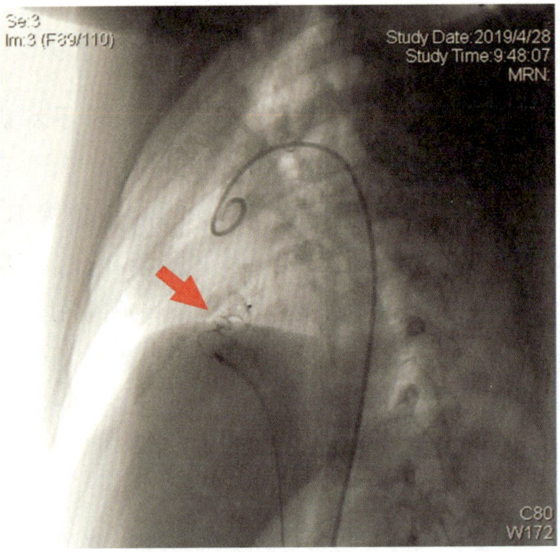

图 3.4　数字减影设备下的室间隔缺损封堵器(红色箭头)

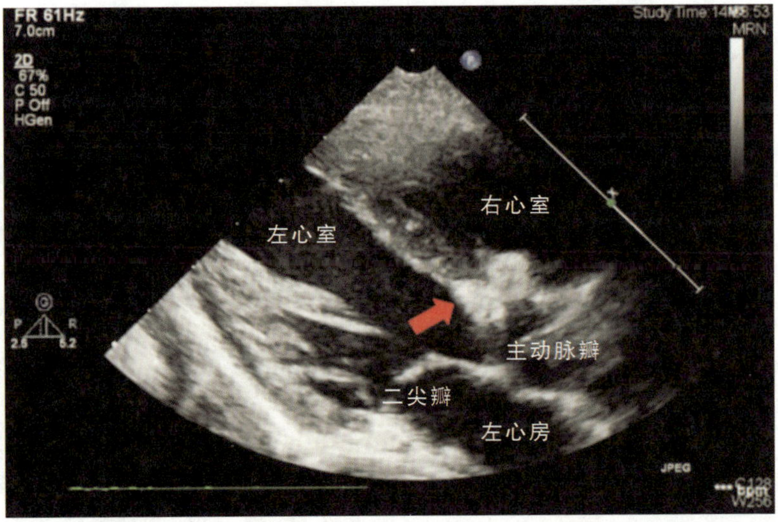

图 3.5　超声心动图下的室间隔缺损封堵器(红色箭头)

• 单纯室间隔缺损，不合并必须处理的心脏疾病。

室间隔缺损外科手术

封堵手术失败或者不适合做封堵手术的患儿，排除手术禁忌证后可以行外科手术。

手术部位为正中切口或者右腋下切口。只是切口位置不同，具体手术方式一样。术中借助体外循环技术让心脏停止跳动，打开心脏，利用心包补片/涤纶片或者直接缝合的方法，类似于补"补丁"一样，修补室间隔缺损(图 3.6)。

动脉导管未闭的矫治手术

动脉导管未闭的治疗方式取决于导管的大小和长度。

动脉导管未闭的封堵手术

对于小的导管，可行导管封堵术(图 3.7)。医生会将一根细管经腹股沟处的动脉置入，经血管送达主动脉弓部，在导管处释放封堵器。动脉导管封堵的适应证包括：

• 体重>8kg，具有临床表现，不合并需要外科手术的其他心脏畸形。

• PDA 直径≤6mm。

• 漏斗形或者管形 PDA。

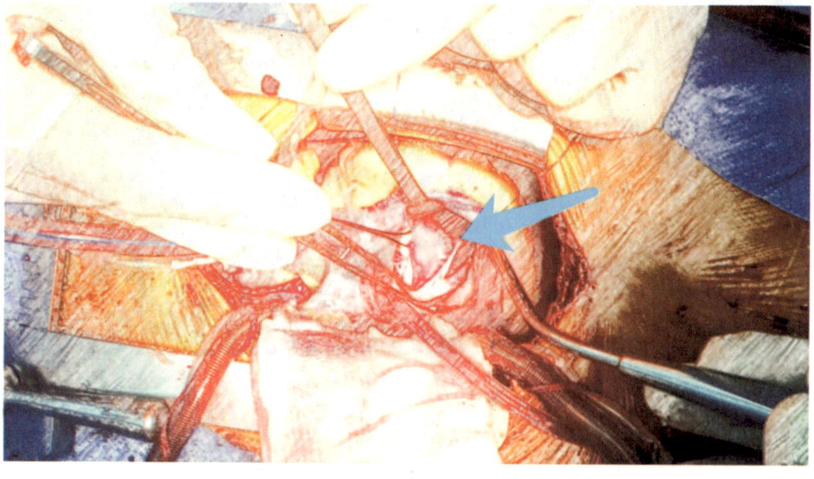

图 3.6　一个用涤纶片修补的巨大室间隔缺损(蓝色箭头)

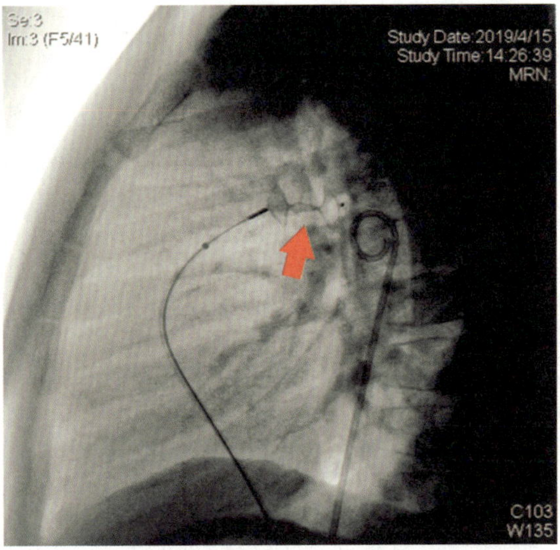

图 3.7　数字减影设备下的动脉导管封堵器(红色箭头)

- 外科术后有 PDA 残余分流。

动脉导管未闭的外科手术

对于粗大或者短的动脉导管,需行外科手术治疗,手术部位多为左后外侧切口,无须切断肋骨,在两个肋骨间手术,分离动脉导管,结扎或切断缝合。部分动脉导管未闭(例如窗型、短管型等)无法结扎,需要正中开胸,借助体外循环技术在心脏停搏后再行手术治疗(图 3.8)。

(刘刚)

法洛四联症的矫治手术

如果法洛四联症的患儿肺动脉及分支发育较好,那么可以做一期根治手术。所谓法洛四联症根治手术,是指疏通右心室流出道(一般是在右心室流出道上切口,剪除肥厚的肌肉),并在修补室间隔缺损的同时将主动脉隔到左心室一侧,必要时,外科医生会用心包片或者涤纶片来加宽右心室流出道、肺动脉。

患儿爸妈们在和医生交流的时候常常会听到一个说法,叫"跨环"。这是什么意思呢?所谓的"环",指的是肺动脉瓣的瓣环,也可以理解为是肺动脉瓣这扇

"门"的门框。如果孩子的肺动脉发育比较好,那么医生会在手术时保留肺动脉瓣环,如此便能保证肺动脉瓣关闭时的良好对合;如果肺动脉瓣环发育太小,手术时则极有可能需要把瓣环切断。此时,右心的补片是从右室流出道跨越瓣环,一直加宽到肺动脉的,即所谓的"跨环"补片——瓣环虽然加宽了,但是肺动脉瓣的面积并没有增大,所以关闭时就无法对合了。术中做跨环补片的病例,有些可能会在很多年后因肺动脉瓣关闭不全出现右心功能受影响的情况。因此,越来越多的医生开始采用各种方法尽可能地保留肺动脉瓣,甚至还要避免右心室流出道的切口——所有的这些努力都是为了更好的远期效果。但对于肺动脉瓣重度狭窄的情况,跨环可能是无法避免的。

如果肺动脉的分支发育极差,可能无法一期行根治手术,那么就要先做一个从主动脉或锁骨下动脉到肺动脉的"分流"手术(参见"BT 分流术/中心分流术"),增加进入肺动脉的血量,促进肺动脉分支的发育,提升血液的氧饱和度。待孩子的肺动脉分支发育得到改善后,再做根治手术。

如果肺动脉瓣完全闭锁或肺动脉干缺如,则需要行 Rastelli 手术(参见"Rastelli 手术")。在更严重的病例中,不仅肺动脉干缺如,甚至左右肺动脉也根本不存在,双肺只能通过一些小的侧支供血。这时,就先要通过"融合"手术,将

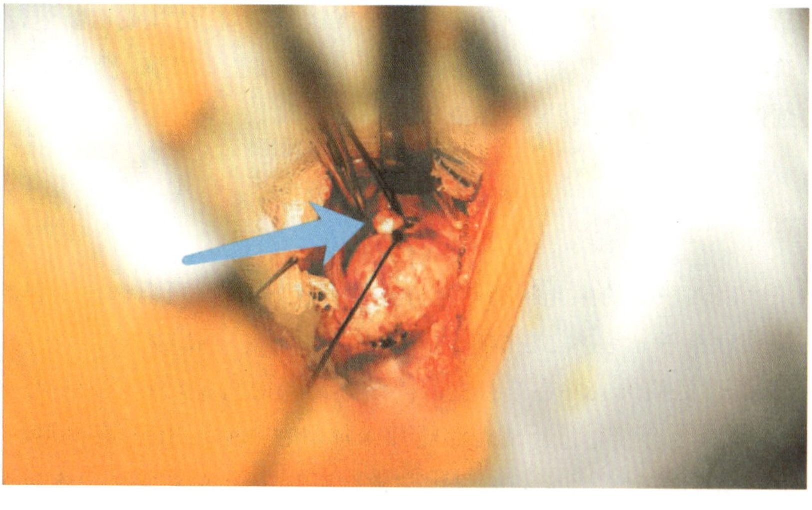

图 3.8　动脉导管结扎手术,蓝色箭头所指为动脉导管(已结扎)

这些小侧支合成为较大的血管，再进行 Rastelli 手术治疗。

（郭志鹏）

主动脉缩窄、主动脉弓中断的矫治手术

主动脉缩窄

部分患者存在高血压，需要药物治疗。对于采用手术治疗以修复主动脉的患者，手术方式取决于主动脉狭窄程度、症状及年龄。

血管成形术（微创手术）（图 3.9）

手术在全麻下进行，医生会从腹股沟处的股动脉送入一根细细的导管，进入主动脉，并对主动脉狭窄段进行球囊扩张，有时还会植入支架来撑开主动脉。

外科手术

单纯主动脉缩窄，可以经胸部左后外侧切口开胸手术治疗。如果合并其他心脏畸形需要同期处理的，或者狭窄部位特殊，则需要经胸部正中切口手术。术中外科医生会切除主动脉狭窄部分，然后直接缝合或者用其他人工材料来修补

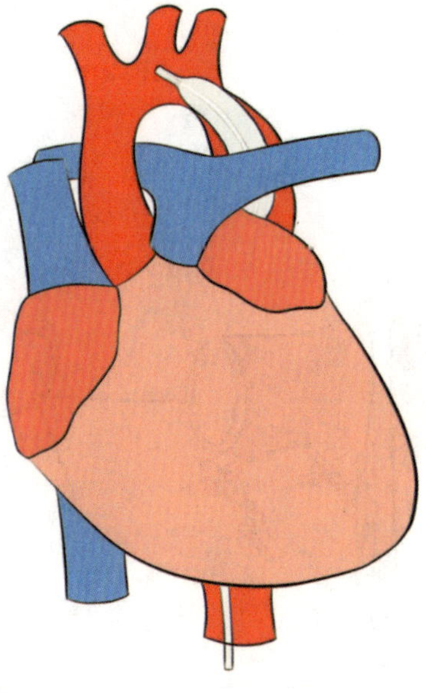

图 3.9　血管成形术

主动脉(图 3.10)。

无论哪种手术方式,术后都需要定期复查。因为一些孩子做完手术后缩窄情况会再次出现,也就是所谓的“再缩窄”,有可能再次手术。再次狭窄的定义是:术后上肢收缩压高于下肢收缩压 20mmHg,发生率为 5%~25%。出现再狭窄的风险包括:年龄<2 个月,体重<2kg 等。部分孩子术后出现手术部位的瘤样扩张(发生率为 5%~7%),也可能需要手术矫治。

研究显示,大多数孩子术后能够正常生活。但是,主动脉缩窄存在术后复发,所以术后要定期到医院就诊,具体复查时间取决于孩子的具体情况。另外,如果孩子手术做得比较晚,那么术后可能依然会存在高血压的情况。

主动脉弓中断

绝大部分孩子可以行根治手术,具体手术方式根据病情决定。

对于单纯主动脉弓中断的病例,可以经胸部左后外侧切口手术将断端的两头直接缝合,或者应用人工血管连接。如果合并其他心脏畸形,则需要行正中开胸手术。由于处理其他畸形需要建立体外循环,所以在处理主动脉弓中断的时候,需要借助深低温停循环技术来处理,大部分可以同期处理心内畸形。

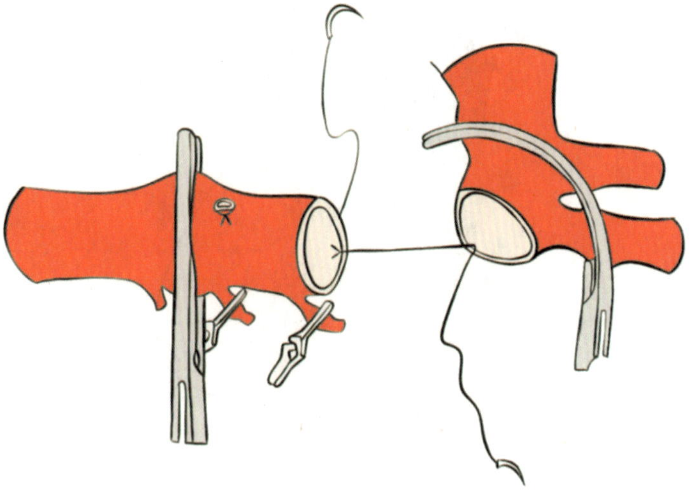

图 3.10　外科矫治主动脉缩窄

由于罹患主动脉弓中断的宝贝普遍病情较重，畸形复杂，手术时年龄小，所以手术风险相对也比较高。

肺动脉瓣狭窄的矫治手术

肺动脉瓣狭窄的介入治疗

手术的方法是通过介入的方式送入一个球囊，在狭窄的肺动脉瓣处充气，通过不断增大的球囊来扩张肺动脉瓣。介入治疗的适应证包括：

- 典型的肺动脉瓣狭窄，跨肺动脉瓣压差≥50mmHg。
- 对于青少年，跨肺动脉瓣压差≥30mmHg，同时合并劳力性呼吸困难、心绞痛、晕厥或先兆晕厥的症状。

术后需要定期随访，远期有再次狭窄、需要再次手术的可能。有的时候，需要为孩子做多次介入治疗，多次扩张，才能达到满意的效果（图 3.11）。

肺动脉瓣狭窄的外科治疗

部分宝贝可能介入治疗并不顺利，或者继发较为严重的右室流出道肥厚，或者合并其他需要手术矫治的心脏疾病，则需要外科手术治疗。手术需要在全身麻醉下经正中开胸，借助体外循环技术进行。术中需要切开肺动脉，直视下切

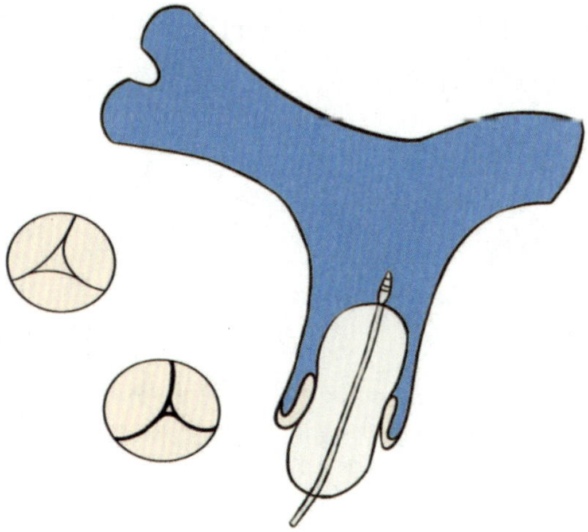

图 3.11　肺动脉狭窄介入治疗（送入球囊来扩张）

开肺动脉瓣交界，必要时剪除右室流出道的肥厚肌肉。术后有可能残存肺动脉瓣狭窄或者肺动脉瓣反流，需要定期复查。另外还要提醒宝爸宝妈们，手术后孩子的心脏在听诊时仍有可能听到杂音。这个杂音可能是肺动脉瓣残存的轻度狭窄，也可能是疏通右室流出道后，血液流过不光滑的心室腔引起的，但如果心脏超声检查提示没有过高的跨肺动脉瓣压差就无须处理。

心内膜垫缺损的矫治手术

心内膜垫缺损也就是房室间隔缺损，手术的最佳年龄是 3~6 个月，部分宝贝由于病情较重，例如反复心力衰竭、肺炎，可能需要更早做手术。但由于此时孩子太小，可能不能直接行根治手术，需要先做一个手术，来限制进入肺动脉的血，保护肺动脉，防止出现严重的肺动脉高压，这个手术就是肺动脉环缩术(Banding 术)。超过 6 个月，部分孩子就可能会出现肺血管病变了。

对于部分型心内膜垫缺损、过渡型心内膜垫缺损，一般均可行根治手术，术中修补房间隔缺损、修复二尖瓣裂，手术效果一般都很好。

对于完全型心内膜垫缺损，如果双心室发育良好，能够承担双心室矫治手术，可进行根治手术。术中需要修补房间隔缺损、室间隔缺损、二尖瓣和三尖瓣。一般来说，畸形越是复杂，手术中修复瓣膜的难度越大，耗时也越长。

对于不均衡型的完全型心内膜垫缺损患儿，由于某一侧的心室发育太小，无法独立完成工作，不能行根治手术，需要进行一个心室矫治术(Fontan 术)。这个手术的做法，我们会在后面详细介绍。

肺静脉异位引流的矫治手术

完全性肺静脉异位引流

一般而言，不进行手术矫治的孩子结果都很差，所以无论临床症状如何，一旦诊断明确，就应手术治疗。对于病情极重的患儿，可能需要先进行内科治疗，甚至需要行体外膜肺氧合治疗或者房间隔造口术(姑息手术)，待病情略稳定后再安排手术治疗。

根据异位引流的解剖类型不同，手术方法也不尽相同，但归根结底都是要把连接异常的肺静脉连接到左心房。

总体来说，早期手术死亡率（术后 30 天内）<10%，晚期死亡率约为 5%。

再次手术的概率为 10%~15%。再次手术原因主要是肺静脉或者吻合口狭窄。如果术后 1 年内未出现狭窄，则很少需要再次手术。因此需要在术后 1 年内多次复查心脏超声，评估是否出现狭窄及是否需要手术。

部分型肺静脉异位引流

对于单纯性部分型肺静脉异位引流，如无明显临床症状，可门诊随访，因为基本没有影响，无须手术干预。

部分型肺静脉异位引流手术为根治手术，具体手术方式取决于解剖结构和合并的其他畸形，一般来说效果都比较满意。

对于“弯刀综合征”的患儿，由于解剖复杂、肺动脉高压、肺静脉梗阻等原因，手术的难度较大，并发症和死亡率也比较高。

（刘刚）

肺动脉环缩术

作为一种临时性的姑息性手术，肺动脉环缩（图 3.12）的目的是为了减少过多的肺血流、降低肺动脉压力，为此后的手术制造条件。手术的时候，医生会用一根较宽的带子环绕肺动脉主干并逐步收紧，直到过多肺血流导致的心脏衰竭得到控制。一般来说，环缩的程度以血氧饱和度维持于 75%~85%，压差在 40~

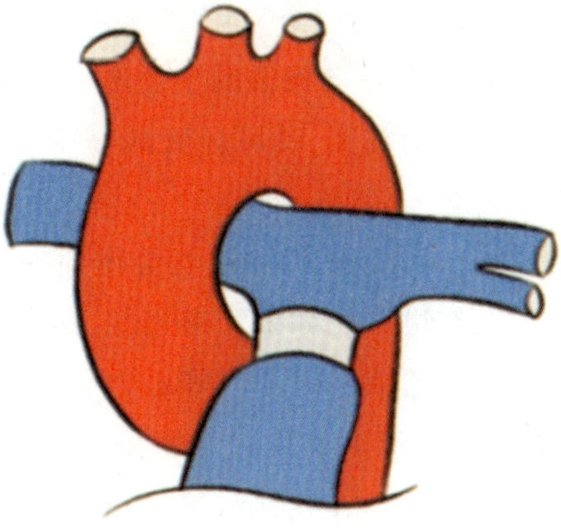

图 3.12　肺动脉环缩术

60mmHg 为宜。由于手术后这根带子的长度就固定不变了,所以随着孩子的成长,环缩过的肺动脉仍会保持一定的内径,从而导致人为的肺动脉狭窄,孩子皮肤青紫可能会逐渐加重。所以术后宝爸宝妈们一定不要忘记定期带孩子复查心脏超声,并及时和主管医师沟通,以便根据病情及时进行二期矫治。

体循环–肺循环分流术

有些孩子患有复杂发绀型先天性心脏病，进入肺动脉的血流受到严重限制，导致孩子有明显的缺氧。体循环–肺循环分流手术的目的就是为了创造条件,使高压的体循环血液流入低压的肺循环进行氧合,改善孩子的缺氧状态,促进肺动脉的发育,或是在新生儿期代替可能闭合的动脉导管,为下一步的手术创造条件。

体循环–肺循环分流术有许多种形式，其本质都是在两个循环之间人为地创造一个通路。经过多年的改良和更新,有些术式已经越来越少用了。目前临床上最常用到的两类是改良 B–T 分流和中心分流,两种手术均要用到人造管道作为通路。改良 B–T 分流术全名为“改良 Blalock–Taussig 分流术”,是将桥的两端架在右侧锁骨下动脉和右肺动脉,而中心分流的两端则为主动脉和肺动脉。两种术式各有优点,医生会根据孩子的情况进行选择。手术后需要一定时间的抗凝治疗来防止管道血栓形成(图 3.13)。

有的爸爸妈妈可能会问:“我家宝贝出生后有动脉导管未闭,我知道那个动脉导管就是主动脉和肺动脉之间的一个分流。那为什么还要给我们做分流手术呢?”这是因为:动脉导管可能会随着孩子的生长逐步闭塞;即使不闭塞,也可能直径太小,无法满足分流治疗的需要;动脉导管的直径也可能过大,造成分流过量,加重心力衰竭。

手术常在新生儿期进行,术后孩子的缺氧会得到一定程度改善,但在做分流手术时,管道的粗细却大有讲究。如果管道过细,达不到治疗效果;如果管道过粗,则过多的肺血流可能会造成呼吸加快等心力衰竭症状。住院期间,医生、护士们需要经常监测孩子的血氧饱和度，并听一下孩子胸前分流管道处的杂音,一旦发现血氧饱和度明显下降、胸前杂音减小甚至消失,则提示可能有管道狭窄或阻塞。出院以后,宝爸宝妈们应注意观察孩子发绀的情况,如果发绀又加

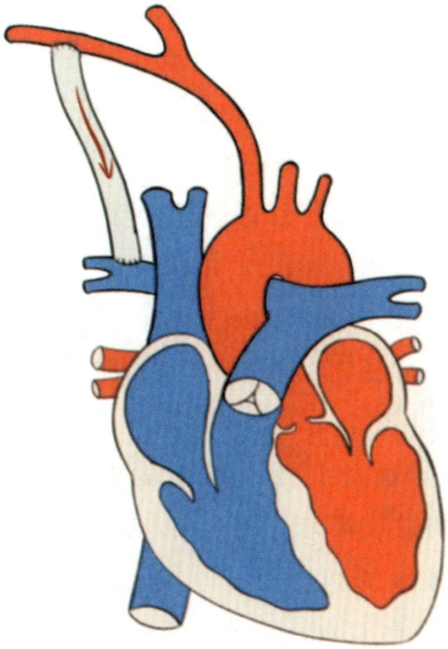

图 3.13 改良 Blalock-Taussig 手术示意图

重了，则提示可能有管道阻塞，应及时就医治疗。这些观察，都是为了使宝贝能平稳过渡，为下一步手术做好准备。

Glenn 分流手术

先天性心脏病的疾病谱中，有些复杂的先天性心脏病是无法进行根治手术的，只能进行姑息治疗。经过姑息治疗的宝贝们，虽然与常人还存在一定差异，但总体的生活质量能够得到明显改善。在这些姑息治疗的方法中，最常用的就是 Glenn 分流手术和全腔静脉肺动脉连接术。

Glenn 手术在专业上也常称为“1+1/2 心室矫治”或“1 个半心室矫治”，又因目前大部分手术同时保留了向左右双侧肺的血流，故称“双向 Glenn 分流”。作为过渡或最终的手术，双向 Glenn 手术一般在孩子 4 个月以后进行，在心脏外科有广泛的用途。

Glenn 分流常常被用于全腔肺动脉连接的过渡手术治疗功能性单心室患者。这里所说的“功能性单心室”，是指由于一侧心室发育不良或者在入口、出口处存在梗阻，没有两个发育良好的心室，只能发挥单个心室功能的一类先天性心脏病。从解剖上，又可以把“功能性单心室”分成体循环梗阻、肺循环梗阻等几类。

在我国，源于肺循环梗阻的“功能性单心室”相对更常见，应用 Glenn 分流术可以有效减轻右心室的负担。在右心室发育太差（如严重的三尖瓣下移畸形、三尖瓣闭锁等）、难以承受来自上下腔静脉的全部回血时，将上腔静脉与右心房连接处切断，直接缝合在右肺动脉上，使上半身的血液可以通过人为的短路绕过右心房和右心室入肺，这样可以有效减轻右心室的“工作压力”。此时，右心室只需接受来自下半身的静脉回血，发挥 1/2 的功能，而左心室的血流未变，仍发挥 1 个心室的功能，故而得名“1+1/2 心室矫治”（图 3.14）。

此外，在一些肺内氧合血过少、发绀严重的患儿，Glenn 分流通过增加血液氧合可以有效改善孩子的缺氧状态。

对一些体循环存在梗阻的病例，比如左心发育不良综合征，在分期进行姑息治疗的时候，也会用到双向 Glenn 手术。只不过在这些病例中，左心几乎不发挥作用，右心独自承受了 1 个半心室的作用，所以在某种意义上说，依然是“1+1/2 心室矫治”。

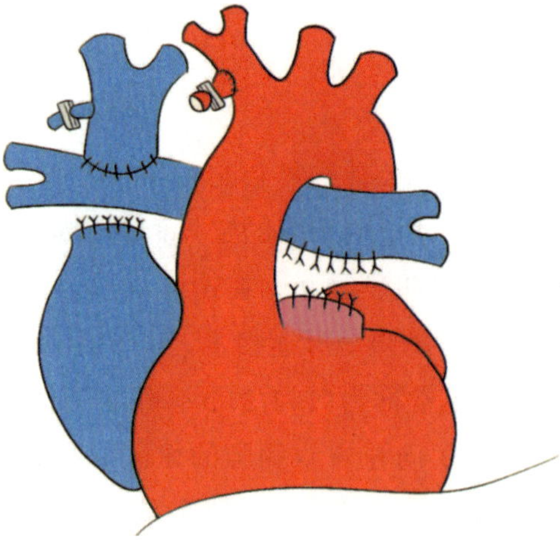

图 3.14　1+1/2 心室矫治示意图

全腔静脉肺动脉连接术

全腔静脉肺动脉连接术由传统的 Fontan 手术改良演化而来，又称“单心室矫治”。对一些难以进行双心室重建的功能性单心室畸形，只好退而求其次——既然在功能上是单心室，也只好作为单个心室来发挥功能了。整个心脏只负责将红色的富氧血液泵入主动脉，而上下腔静脉的缺氧血液则借助短路、不需要经过心脏就可以导入肺动脉进行氧合。只要肺动脉压力适宜，蓝色的静脉血液就可以在没有心脏泵或瓣膜功能的情况下顺利被引导入肺。手术使蓝色和红色的血液被完全分隔开，消除了发绀并且使患儿达到较满意的体力活动能力，生活质量得到较为显著的改善。对于以三尖瓣闭锁和左心发育不良综合征为代表的众多功能性单心室孩子，全腔静脉肺动脉连接术是较好的解决方案。

当然，要进行全腔静脉肺动脉连接术也是有一些前提条件的，比如肺动脉的阻力不能太高，两侧肺动脉不能存在梗阻，心脏内“剩下的”那个心室要有较好的功能，心房、心室之间的瓣膜基本能够正常工作(图 3.15)。

许多罹患功能性单心室的孩子，出生后需要经过经典的三期手术：新生儿

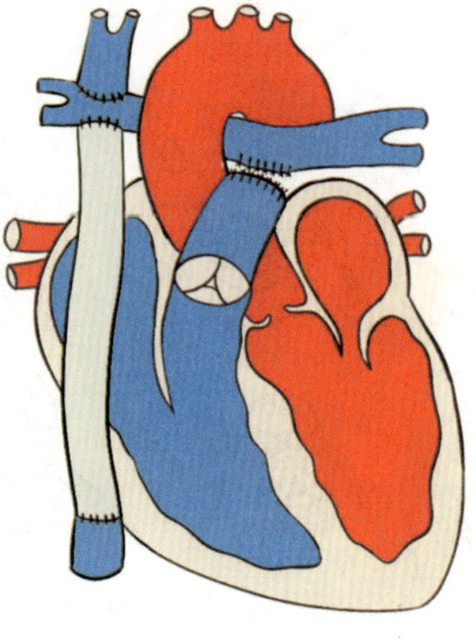

图 3.15 全腔静脉肺动脉连接术示意图

期的体肺分流术、4~6 个月的 Glenn 分流或“半 Fontan 手术”及 12~18 个月龄以后的全腔静脉肺动脉连接术。这是一个“战线”较长的治疗过程，在此期间也会有不少要关注的护理要点，需要宝爸宝妈们和医院共同协作，为了孩子能够早日摆脱病痛而努力。

动脉调转手术

动脉调转术是针对简单或复杂型大动脉转位的根治手术，它基本保留了完整的左、右心室结构和功能，所以有着良好的远期预后。简单说来，动脉调转手术就是由心外科医生将连接错误的主动脉和肺动脉从根部离断后重新移栽到其正常对应的心室。听起来很简单，但事实上并非如此。动脉调转手术可能并不算是先天性心脏病外科里难度最高的手术，但却是“知易行难”的典型代表。由于大动脉转位时，主动脉和肺动脉在位置上的相互关系存在多种可能，所以在手术时外科医生需要仔细探查、充分游离。同时辨别包括冠状动脉在内的重要结构的位置和走行，以确保两支大动脉能够顺畅地互换位置，并为冠状动脉在新的主动脉窦上找到合适的吻合位置。从而避免两支大动脉和冠状动脉发生严重的扭曲和变形，避免由此引起的心脏缺血和循环波动(图 3.16)。

多数的大动脉转位在孩子出生后即需要积极干预，手术时机非常重要。根

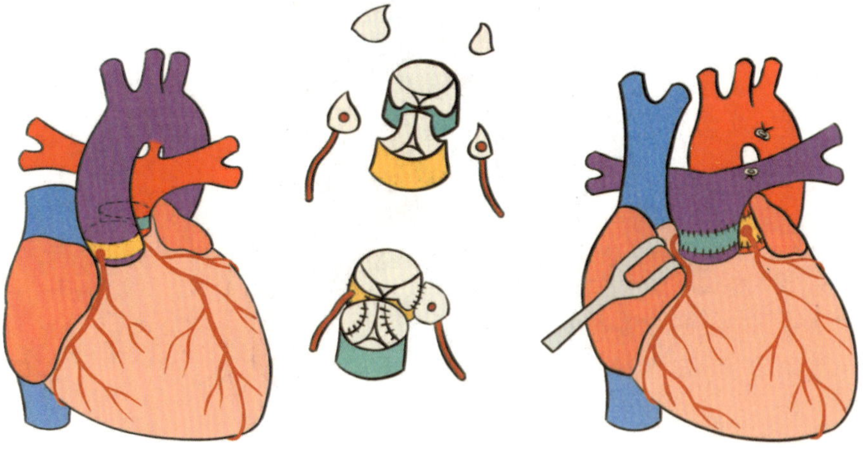

图 3.16　动脉调转手术示意图

据具体的合并畸形，一些甚至需要在出生后2周内完成，一些需要有房间隔开窗、肺动脉环缩等前期手术做铺垫。如果手术做得较晚，可能还需要先进行左心室功能锻炼等前期手术，并在再次评估手术可能性后进行下一步的治疗。

在第2章我们已经介绍过矫正型大动脉转位进行双调转手术的原因。动脉调转手术有时候并非是为了治疗完全型大动脉转位，也可能是矫正型大动脉转位手术的一部分。双调转手术除了要进行大动脉的调转外，还要在心房水平进行调转，从而恢复腔静脉–(左心房)–右心室–肺动脉、肺静脉–(右心房)–左心室–主动脉的正常连接。

（薛兰钢）

Damus–Kaye–Stansel 手术(D–K–S 手术)

该术式是在20世纪70年代几乎同时由三位外科医生提出的。D–K–S手术(图3.17)主要应用于左心室流出道梗阻且肺动脉瓣功能基本正常的复杂先天性心脏病的治疗(如，单心室合并主动脉狭窄等)。随着外科技术的发展，有些新的术式已经部分取代了D–K–S手术，但D–K–S手术仍有其独特的应用空间，甚至可以为别的外科医生提供灵感。比如，1981年Norwood医生提出的针对左心发育

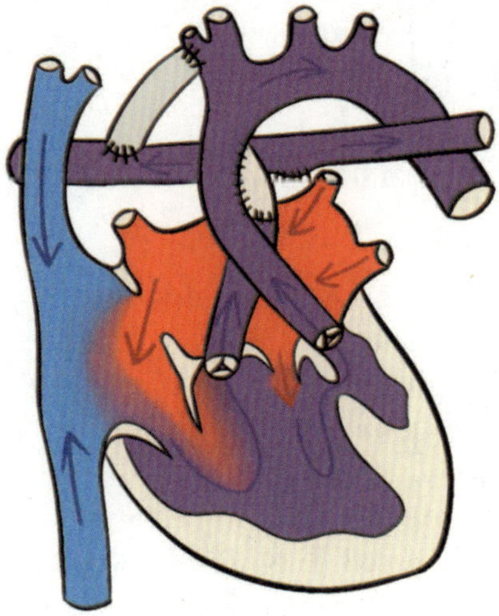

图3.17 D–K–S手术示意图

不良综合征的 Norwood 1 期手术，就是在 D-K-S 手术的基础上发展出来的。

D-K-S 手术操作主要包括将主肺动脉干从分叉前离断，把这段残端“端侧”吻合于升主动脉的侧壁，而左右肺动脉由于被从主肺动脉分叉前切断了血供，需要借助一个改良 B-T 分流供血。这种将两种动脉的关系加以修整的方式，就如同下图中的两个小朋友，改变了姿势。经过如上操作，主动脉就可以同时接收来自左心室和右心室的血液，避免了体循环血供不足的情况。很多时候，肺动脉主干的长度是不够的，且远期容易出现肺动脉瓣关闭不全。于是人们又提出了改良的 D-K-S 手术，将“端侧”吻合改为“侧侧”吻合，不够的部分用人工补片补全（图 3.18）。

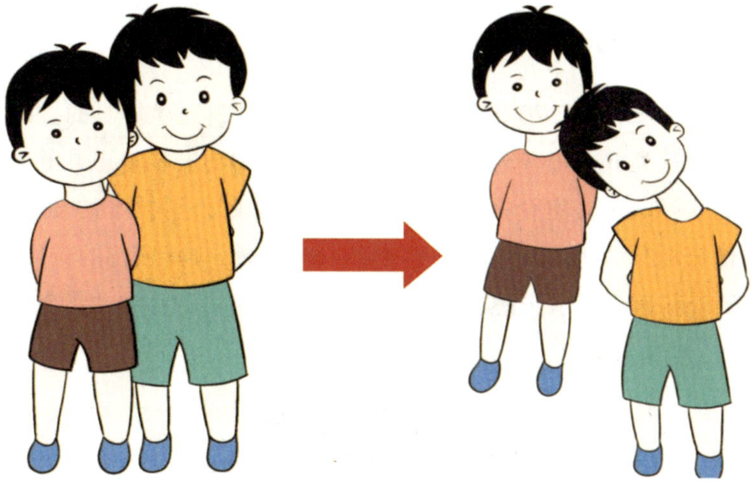

图 3.18　D-K-S 手术的“端侧”吻合（将主肺动脉干离断后吻合于升主动脉侧壁）

Norwood 手术

我们在介绍单心室和左心发育不良综合征的时候，曾经提到过 Norwood 手术。概括来说，Norwood 手术是针对左心系统发育较差的情况采取的一种姑息手术方法。

狭义上，人们所说的 Norwood 手术是指 Norwood 1 期手术，也就是针对左心发育不良综合征的新生儿进行的一种紧急的姑息手术。在前一章我们已经介绍过，左心发育不良综合征的宝宝左心室和主动脉发育都很差，而右心系统发育是相对较好的，所以 Norwood 1 期手术的目的在于通过手术促进主动脉的发育，改善循环缺血的症状。手术的方式与 D–K–S 手术基本相同，即把主肺动脉从左右肺动脉分叉前剪断，侧面剖开与细小的主动脉侧面相吻合，必要时可能会利用人工补片加宽主动脉弓——经过这个操作，就可以利用右心室为主动脉供血了。此时，主动脉内流淌的是来自左心和右心的动、静脉混合血；而断下来的肺动脉远端则借助改良 B–T 分流管道供血。在有些医学中心，肺动脉的供血不是借助 B–T 管道，而是由一根来自右心室的人工管道实现的(Sano 手术)。经过这个手术，宝宝顺利发育到 4~10 个月，就可以准备接受 Norwood 2 期手术了。

Norwood 2 期手术实际上就是在 1 期手术的基础上，为孩子进行双向 Glenn 手术或半 Fontan 手术。经过 2 期手术的矫治，来自上半身的静脉血就可以直接进入肺脏，在一定程度上减少了动、静脉血液的混合，为最终实现 1 个心室的矫治做好了准备。最终，经过 Norwood 和全腔静脉肺动脉连接术治疗的心脏，就如图 3.19。

附：左心发育不良综合征的杂交手术治疗方法

在一些配备了杂交手术室，且内外科团队可以通力协作的心血管专科医疗机构，左心发育不良综合征的 Norwood 1 期手术可以用杂交手术的方式替代。手术的大致操作如下：通过介入穿刺的方式送入一个球囊，打开完整的房间隔，或扩大原有的卵圆孔或房间隔缺损，使左心房里富含氧气的动脉血可以进入右心房；在动脉导管内置入一个支架，防止导管闭合，外科通过在左右肺动脉上缝合环缩带，对进入肺脏的血液进行适当限制，这样右心系统内的动、静脉混合血即可通过动脉导管进入主动脉，保证全身的血供。

几个月后，第二阶段的手术会在传统手术室进行。手术需要去除限制左右肺动脉血流的环缩带，通过双向 Glenn 将上半身的静脉血直接引入肺脏。进一步扩大房间隔缺损，利用肺动脉主干和血管补片重建升主动脉。第三阶段则是进行全腔静脉肺动脉连接术，实现 1 个心室的姑息手术(图 3.20)。

Rastelli 手术

这个手术的名字在前一章一些复杂先天性心脏病里有提到过。当孩子的肺

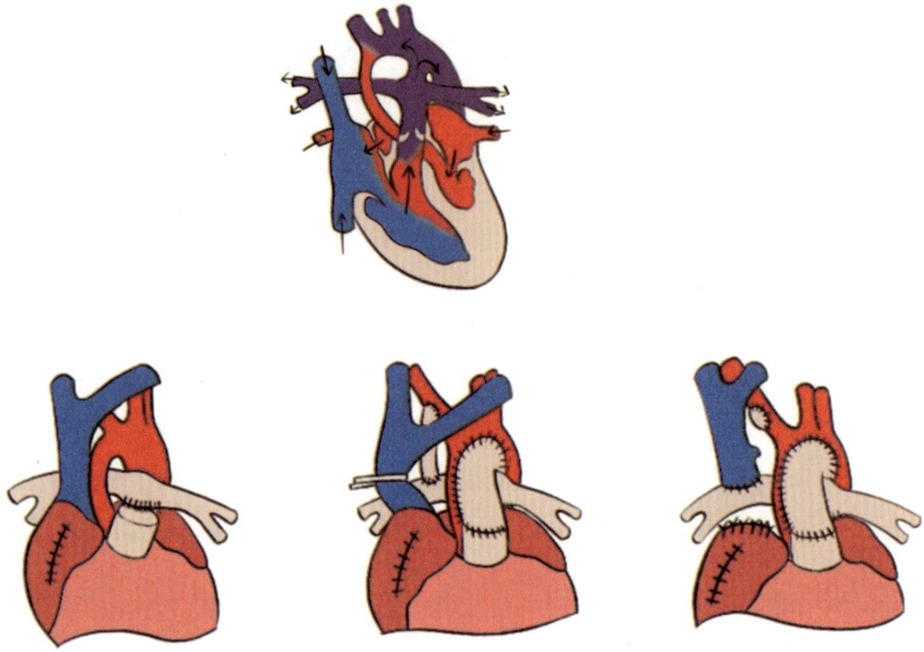

图 3.19　分期完成的 Norwood 手术

动脉缺失或发育不良，或者虽然有较好的肺动脉，但必须“借给”主动脉用的时候，这种手术就派上用场了。这种手术最开始在 1961 年被 Rastelli 提出，是用来治疗大动脉转位、共同动脉干的，后来也被用于右室双出口合并室间隔缺损、肺动脉狭窄或闭锁的治疗(图 3.21)。

经典的 Rastelli 手术要将一段带有瓣膜的人工管道一端连接在右心室上，一端连接到左右肺动脉上，借此来重建右心到肺动脉的通路，确保静脉血可以顺利进入肺脏，完成气体交换。同时，要用一个大小适宜的补片修补室间隔缺损，达到将动、静脉血完全分隔的目的。可以说，Rastelli 手术是一种解剖矫治，而非姑息手术。但该手术的缺点也很明显，就是人工管道不会随着孩子的年龄增长而增长，所以有很大的可能性是需要再次手术的。现在也有人采用同种带瓣膜血管进行 Rastelli 手术，但经过处理的同种带瓣膜管道是否能顺利适应孩子的生长以及是否可以有效控制钙化等问题依然没有明确的数据支持。为了能尽

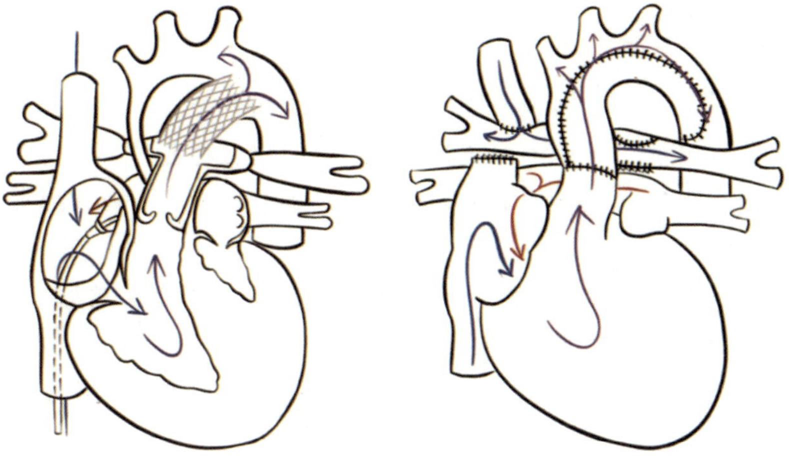

图 3.20　杂交技术治疗左心发育不良

量减少这些情况的发生，如果宝宝的病情允许，可以考虑等到孩子 4 岁或体重达到 15kg 以上时，尽可能选择一个较大号的同种管道进行手术。

有的时候，Rastelli 手术是作为治疗某种复杂先天性心脏病的一系列手术中的一部分。比如我们前面提到的 Norwood 1 期手术，其中有一种方法就用到了 Rastelli 的技术——在这种情况下，后期手术有可能还会拆除外管道。

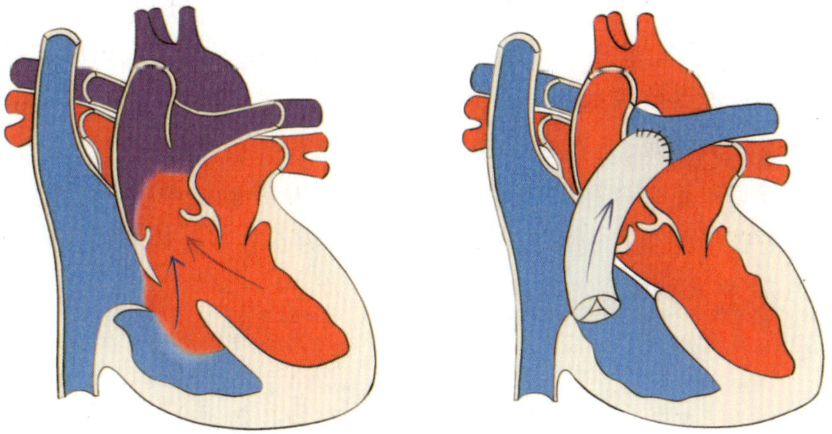

图 3.21　Rastelli 手术

瓣膜狭窄的外科治疗

瓣膜狭窄在先天性心脏病里是一类比较复杂的情况。我们知道，心脏里的瓣膜就像是一个个的单向阀门，无论是从结构上还是功能上，与我们日常生活中见到的门有很多共同特点。比如门扇就是瓣叶，门框就是瓣环，腱索和乳头肌就是拴着门的绳子或弹簧，防止门关上后开向另一个方向，其作用就是只允许血液朝向一个方向流动。如果门以及门的附属结构出了问题，就可能导致门无法正常开放，有些时候可能还伴随着关闭不全。

主动脉瓣和肺动脉瓣的狭窄往往是由于瓣叶畸形或融合造成的，比如二瓣化畸形（三扇门长成了两扇），手术方法就是要用刀片把融合的地方切开。如果主动脉瓣或肺动脉瓣的瓣环（门框）发育得太小，也会造成狭窄。针对肺动脉瓣，可以把瓣环切开、加一个补片来扩大“门框”，虽然可能会伴随一定量的反流，但大多数情况下，孩子是可以耐受的。如果主动脉瓣的门框出了同样的问题，情况就比较棘手了，毕竟主动脉瓣比肺动脉瓣重要多了！具体方法我们会在下一节介绍。

二、三尖瓣的狭窄一般也是首选修复，虽然有时候修复的效果并不尽如人意。不到万不得已是不考虑为孩子更换瓣膜的。之所以不首选换瓣，主要有如下的考虑：①选择机械瓣膜需要终身服用华法林抗凝，且抗凝不足或过量带来的并发症较多——我们在临床上见过不少因为没有按时吃药造成机械瓣膜处血栓形成，并最终导致脑梗的情况；②机械瓣膜需要服用的抗凝药在女宝宝长大后准备妊娠时也会带来不少麻烦——虽然理论上是可以怀孕的，但是方案会比较麻烦，且存在一定风险；③生物瓣膜不需要终生抗凝，但是生物材质的瓣膜使用寿命有限，无法终生使用。无论是机械瓣膜还是生物瓣膜，都不会随着孩子的生长而长大，所以如果孩子的心脏不允许更换一个足够大的瓣膜的话，将来就极有可能需要再次手术。

Ross 手术

如果主动脉瓣瓣环过小，是无法切开做跨环补片的，其原因我们也提到过，因为主动脉瓣非常重要，无法耐受跨环修复后带来的关闭不全。于是某些心外科的专家就又一次打开脑洞，想出了这个叫作 Ross 的手术方法。我们都知道，主动脉瓣比肺动脉瓣重要得多，所以如果肺动脉瓣发育正常，我们可以把它拿来给主动脉瓣用，而且还能随着年龄增长而生长，这就是所谓的 Ross 手术。当然，就像前面提到的每一种手术方式一样，我们在这里敲敲键盘、动动嘴皮总是很容易，但真要操作起来还是很难的。由于主动脉根部还有冠状动脉发出，所以 Ross 手术不仅涉及瓣膜的拿来主义，还需要进行冠状动脉再植。至于肺动脉那边，则可以使用一个同种带瓣管道来代替(图 3.22)。

有时候，主动脉瓣的狭窄会同时并发主动脉瓣下的狭窄，也就是左室流出道狭窄。此时可以采用切开主动脉瓣下的室间隔，补一个大补片的方式来加宽左室流出道，也可以在切去肺动脉瓣的时候多取一部分右心室的心室壁，用来加宽室间隔——这类操作叫作 Konno 手术。与 Ross 同期进行时，就是 Ross-Konno 手术。

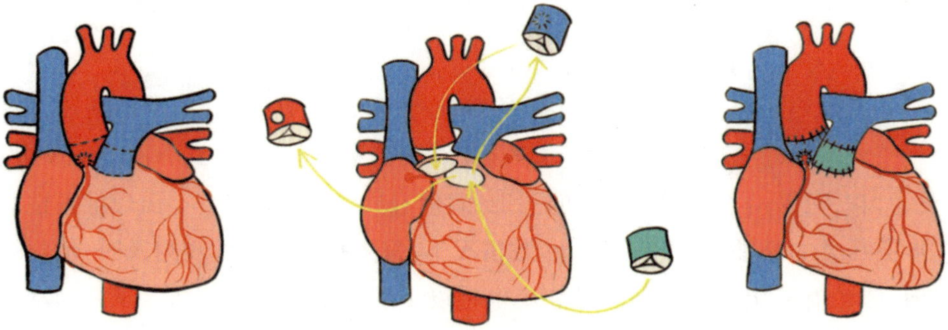

图 3.22　Ross 手术示意图

（郭志鹏）

宝爸宝妈最关心的问题

➢ 为什么我的宝宝刚出生就要手术？

概括来说，并非所有的先天性心脏病都需要刚出生就手术，凡是医生建议出生后尽早手术的，无非是两种情况：一是畸形虽然不复杂，但病情较重；二是畸形复杂，手术时机限制严格，需要尽早处理。

最常见的先天性心脏病如室间隔缺损、房间隔缺损、动脉导管未闭等，其手术的时间要视缺损的大小而定。一般情况下，小的缺损并不急于手术，甚至可以期待自愈。但如缺损大、分流量大、肺充血严重，经常伴有心力衰竭、肺炎等并发症，肺动脉高压较重，就应及早手术，手术可在婴儿期(1 岁以内)甚至新生儿期内进行。

另外还有一些危重的先天性心脏病患儿出生后即可出现严重的发绀、缺氧、呼吸困难及心力衰竭，内科保守治疗很难持久改善症状，很快会濒临死亡，如不及时手术治疗，1 个月内的病死率为 70%~90%。例如，完全性大动脉转位、左心发育不良综合征、室间隔完整型的肺动脉闭锁、永存动脉干、严重的主动脉弓缩窄、肺静脉梗阻型先天性心脏病等。医生会综合考虑，往往选择在新生儿期手术。

➤ 孩子有肺动脉高压，还能手术吗？

肺动脉高压是指肺血管内压力升高，在先天性心脏病中，肺动脉高压往往继发于疾病，极个别为原发性肺动脉高压。既然是继发病变，就有一个发生、发展的过程，只是由于分流量大小的差别，病情进展快慢不同罢了。出现继发性肺动脉高压并非是手术的禁忌证。多数情况下，只要孩子的病发现得及时，治疗也及时，哪怕有一定程度的肺动脉高压也可以手术。如果医生评估孩子的肺动脉压力较高，可以通过右心导管等检查进一步评估肺血管的阻力情况，尽可能为孩子争取手术的机会。

极端条件下，也许家长根本不知道孩子患病，或者因为家庭或经济原因没有给孩子及时治疗。某些先天性心脏病病程拖得时间过长，肺血管已经发生了不可逆的改变，也就是我们在前面提到的艾森曼格综合征，可能已经错失手术良机。

➤ 手术住院要多久？术后恢复需要多长时间？是否耽误上学？

对于一般的先天性心脏病，如果入院时孩子没有感染和其他手术禁忌，大概会用 1~2 天的时间完成术前检查,术后住院 3~7 天即可出院。如果术前存在感染,则可能需要先治疗感染,待情况改善后再安排手术。同样的情况也适用于孩子营养不良、化验指标不合格等。

对于复杂的先天性心脏病,术前检查较多,甚至需要安排一些特殊的有创检查或影像学检查,所以等待的时间可能会更长一些。

术后恢复时间因病情不同会有所差异,一般为 3 个月到半年。

孩子在手术 2 周后就能回到学校上学。有的宝爸宝妈会有让孩子留一级的想法,其实多数情况下没有必要。另外有一点宝爸宝妈们需要注意:孩子返校上课时,应向老师和同学做一个简单的交代,避免在学校进行剧烈活动或受到严重的冲撞。婴幼儿在手术 2 周后回到托儿所或学校,如果在托儿所或学校有感染,应该推迟到手术后 4 周。

当孩子重返校园的时候,一定要叮嘱孩子养成良好的洗手习惯,避免接触生病的人,尽量避免发生感染。这对进行心脏手术后的孩子来说尤为重要。

➢ 手术时机如何选择?

先天性心脏病手术的最佳时机取决于多种因素,其中包括先天畸形的程度、患儿的年龄、体重、全身发育及营养状态等。一般简单的先天性心脏病建议在患儿 1~5 岁进行,但有些先天性心脏病必须早期手术,否则便会失去最佳的手术机会。所以,手术时机的选择因人而异。

➢ 介入还是开刀?

随着技术的进步,一些简单的先天性心脏病可以通过介入治疗得以治愈,甚至在一些复杂先天性心脏病的治疗中也有了介入治疗的身影。介入治疗和外科手术相结合的“杂交技术”降低了手术操作的难度,减少了手术创伤,减少了手术用血,缩短了手术和住院时间,孩子“受罪”更少,是一举多得的事情。虽然有文章认为介入治疗尚缺乏远期结果的评估,但“能介入不开刀”,这句话其实也没什么大错。

说了介入治疗这么多好处,想要选择介入治疗,还是要看心脏病的类型。尤其是在封堵房间隔缺损、室间隔缺损、动脉导管未闭时,超声检查的参数对于决定手术的方式至关重要。

➢ 手术切口怎么选?

外科手术切口的评价一般包括显露效果、损伤程度和美容效果三个方面。在早期,由于临床条件不理想,心脏外科手术切口的显露效果是放在第一位的。近年来,随着外科技术的不断进步,人们对美的要求越来越高,在手术的安全性和取得满意治疗效果的前提下,心脏外科也在不断改进手术切口,以进一步降低损伤程度、提高美容效果。

胸部正中切口经胸骨显露心脏进行手术,是最经典的手术入路。但其手术切口较长,一定程度上影响美观,手术创面较大,渗血也较多,而且在婴幼儿中还可能造成胸廓和胸骨畸形。

侧切口是指通过肋骨间隙进入胸腔,完成心脏手术操作。侧切口分左侧和右侧两类,左侧切口多用于主动脉和动脉导管的畸形矫治,右侧切口则多用于简单先天性心脏病某些类型的手术治疗。侧切口的优点是位置隐蔽,相对美观,创伤小,失血少,术后恢复快;缺点主要是术后孩子的疼痛感可能较正中口更强一些,极个别孩子可能会发生脊柱侧弯(罕见)。但是,是否可以选择侧切口还要看心脏到底是什么畸形,通过侧切口是否能够达到满意的显露。

还有一种胸部正中小切口兼顾了上述两种切口的优点,保持了常规正中切口易于暴露心脏、手术安全性高的优点,同时又因为开口较低,具有一定的美容效果。胸部正中的小切口也有自己的适应证,并非所有正中切口的手术都可以采用小切口。

此外,还有使用腔镜进行心脏手术的情况,对手术适应证也有一定的要求。

所以宝爸宝妈们在选择手术切口的时候应该综合考虑孩子的病情,在确保安全的前提下和手术医生共同权衡利弊,再决定使用什么切口。

➢ 为什么要分期手术?

某些复杂先天性心脏病由于畸形复杂,为了使机体适应不同的血流动力学状态并降低手术的总体并发症发生率和死亡率,会考虑分期手术。还有些复杂先天性心脏病无法行根治手术,只能采用姑息治疗的方式,分期完成。

➢ 何为姑息手术?

在某些复杂先天性心脏病中,无法彻底矫治畸形,只能采用姑息手术的方式进行治疗。姑息手术不能修复缺陷,但有助于改善症状,提高生活质量。根据孩子畸形的情况,有的姑息手术也需要做两次甚至多次手术才能完成。

有些简单先天性心脏病由于病情进展过快错失了根治手术的良机,此时有选择地应用一些姑息治疗有助于改善孩子的生活质量。

(刘爽)

第 4 章

开心住院，住院开心

我是说孩子们都在狂奔，也不知道自己是在往哪儿跑，我得从什么地方出来，把他们捉住。我整天就干这样的事。我只想当个麦田的守望者。我知道这有点异想天开，可我真正喜欢干的就是这个。

——塞林格《麦田里的守望者》

入院检查

当孩子在门诊或急诊通过初步的检查获得诊断信息，并明确有手术指征后，就开始要准备住院接受手术治疗了。当然，从获得诊断信息到住院，中间需要的不仅仅是时间，还包括全家人反复商讨、咨询甚至犹豫等心理方面的准备。

除了心理和经济方面的准备之外，建议宝爸宝妈们要提前安排好自己的时间——孩子从住院到手术后康复出院，需要至少 7~10 天的时间。

入院评估与病史采集

进入医院以后，医护人员会对孩子进行详细的评估和查体，并采集尽可能多的病史资料。这些评估包括但不限于：年龄、体重、一般的生命体征、民族、宗教信仰、文化程度、孩子的营养状况、喂养方式、饮食禁忌、心理状况、感觉系统、运动能力与神经系统功能、皮肤的颜色与完整程度等。对病史的采集则至少包括如下的内容：孩子就医的原因、与先天性心脏病有关的病史(包括症状、体征、发现时间、既往治疗等)、是否得过其他的疾病、过敏史、手术史、家族史、母亲妊娠期间的特殊情况、是否足月出生、母亲的生产方式、出生体重、出生时的情况等。需要说明的是，上面采集的资料对于孩子下一步的评估，甚至顺利开展手术治疗，都具有重要的意义，所以希望宝爸宝妈们能提供尽可能详细的内容。

查体的重点包括四肢血压和氧饱和度、发育与智力情况、有无口唇和皮肤发绀、有无杵状指(趾)、心脏初诊、叩诊、听诊等。可不要小看这些最基本的检查，也许一个心脏杂音就可以明确孩子的诊断，也许监测一下上下肢的血压，就会发现主动脉的缩窄，也许测定了上下肢的氧饱和度就能确定动脉导管未闭是否还有手术的机会……

常规检查

大多数简单先天性心脏病可以通过查体、超声心动图、胸部平片、心电图等检查确诊。各种实验室检查则是手术前准备、排除手术禁忌的重要依据，除了血、尿、便常规及肝肾功能检查外，还要包括血型鉴定、传染病筛查和凝血功能检测等。

超声心动图：是最直观地了解心脏结构的方法，通过超声探头发射和接收的超声波，最终在屏幕上形成心脏某一部位的连续波动的曲线和波形，或直观地表现为二维结构或三维结构。结合彩色多普勒功能，超声心动图可以了解心脏是否存在畸形、瓣膜工作是否正常、各房室大小和心脏功能等。术中行经食管超声检查对明确诊断、引导手术决策、判断手术效果有重要作用。

胸部平片：可以了解心脏的位置及各部分的大小、肺部是少血还是充血、肺静脉连接有无异常等，还可用于诊断肺炎、肿瘤、充血性心力衰竭、肋骨骨折等。在心脏手术后，还可以用于判断引流管的位置是否合适、气管插管深度是否适宜、有无胸腔积液等。

心电图：通过记录心脏的电活动，反映心脏的结构和节律是否存在异常。如果在心脏手术后应用了临时起搏器，心电图还可以用来评价起搏器的起搏效果。有时候，需要了解孩子的心电图在较长时间段内的变化情况，医生会安排进行 24 小时或 48 小时的动态心电图检查（也叫“Holter 检查”）。

特殊检查

如果孩子的心脏畸形较为复杂，或医生对超声检查存在疑问，可能需要进行一些非常规的检验或检查。这些检查包括：血气分析、增强 CT、磁共振、心脏造影与心导管检查等。

血气分析：通过对孩子动脉血、静脉血中酸碱度、氧分压、二氧化碳分压、电解质浓度、氧饱和度等指标进行分析，了解人体的呼吸功能和血液酸碱平衡的情况。对于很多"疑似"错过手术时机的简单先天性心脏病,也许一个简单的血气分析配合吸氧,就可以了解孩子是不是还有救治的机会。在进行右心导管检查的时候,还需要在心内各不同部位取血进行血气分析,通过血气分析获取的数据进行计算,评估肺血管阻力。

CT 检查:是对超声检查的重要补充。通过 CT 扫描辅以三维重建,可以更为详细地了解心脏内部以及主动脉、肺动脉、腔静脉等部位的畸形。在主动脉缩窄、主动脉弓中断、肺静脉异位引流、大动脉转位等疾病的诊断中,CT 是最常用的手段之一。

磁共振检查(MRI):虽然在大多数情况下,CT 检查已经可以满足诊断的需要,但有一点是我们不能回避的——CT 检查的 X 线辐射剂量较大,应尽量避免。磁共振检查在先天性心脏病的辅助诊断上也有重要的作用,不仅没有辐射,而且具备成像清晰、可以生成动态影像、可观察血流等优势。有经验的放射专家,会应用相应的软件,甚至可以通过磁共振检查的结果来计算肺血管阻力等数据。

心脏造影与心导管检查:此类检查是由儿童心脏内科医师进行的有创操作。通过在数字减影设备下为心脏、血管注射造影剂,就可以了解心脏和大血管的结构,并精确测量各心房、心室和血管的直径。如果将心脏内不同部位的血液进行采样、血气分析,还可以计算肺血管的阻力。除此以外,心脏介入操作也是进行先天性心脏病治疗、心律失常治疗的重要手段之一,除了可以单独进行检查和治疗外,还可以配合心脏外科团队,对较为复杂的先天性心脏病进行杂交手术治疗。

多学科团队会诊

对于较为复杂的先天性心脏病,往往需要多学科专家进行会诊,从各自学科的角度对一个疾病的诊断、治疗和监护等提出重要意见。有时候,宝爸宝妈会有这样的疑问:"我们已经住院这么久了,怎么还不手术呀?"很可能就是因为孩子的病情比较复杂,需要一些非常规的检查,需要多学科团队进行会诊,甚至进行术前的针对性治疗。比如,有的宝贝因为患有疾病,发育很差、营养不良,营养师可能从手术前就要开始介入,为孩子进行营养治疗。

除了上面说的这些入院检查，还有一件事需要宝爸宝妈们了解。为了能够尽可能地了解孩子的心脏畸形，在进行上面很多检查（如超声、CT、磁共振等）时，可能会为您的宝贝进行镇静治疗。尤其是超声和磁共振检查，需要的时间较长，很多宝贝在检查的过程中难以配合，这时候镇静治疗就显得尤为重要了。

（周永玲）

手术前准备

经过一系列的检查和会诊，宝贝的治疗方案终于定下来，马上就要进行手术了。手术之前我们需要做一些“术前准备”，包括备皮、交叉配血、皮试、灌肠、放置静脉留置针、禁食水、术前静脉补液、术前宣教等。看起来又是些莫名其妙的词，对不对？下面就来给大家分别介绍一下。

备皮

备皮是指在手术的相应部位剃除毛发，并进行体表清洁的操作，是对拟行外科手术的患者在术前进行手术区域的清洁，其目的是在不损伤皮肤完整性的前提下减少皮肤细菌数量，降低手术后切口感染率。

不过，备皮可不仅仅是清除体毛那么简单，还包括皮肤的清洗，洗澡时别忘记清洗宝宝的小肚脐啊！中医认为肚脐是“五脏六腑之本，元气归藏之根”，又是“神阙穴”所在，因此，有些家里的老人会反对给孩子清洗肚脐。但是，这里的细菌也不少哦！手术前对肚脐进行适当的清洗和消毒是非常必要的，只是爸爸妈妈们“下手”别太狠，别把皮肤弄破。

一般幼儿毛发较短，无须备皮，只需做好清洁即可。个别大孩子毛发较重时需要用备皮器在手术区域进行备皮，一般在手术当日进行，备皮后局部可以进行擦洗，并更换干净的病服。

交叉配血

由于是开胸的心脏手术，创伤比较大，手术可能存在失血或凝血功能异常等情况，很有可能需要在术中、术后接受输血治疗。为此，需要在手术之前为宝宝备血。一般会为孩子抽 2~3mL 的血液来进行交叉配血，确认孩子与不知名“供血者”的血液不会发生凝集，以备紧急情况时使用。如果孩子的血型非常罕见，那么备血也会存在一定的难度。

补充一句，在有些地方，备血的过程可能还需要爸爸妈妈在血站和医院之间“奔波”一下，办理一些用血的手续。

关于交叉配血(图 4.1)：

简单来说，人类之所以有血型，是因为我们的血液细胞上携带有不同的特殊标记。其中最常用、最有意义的 ABO 血型系统是位于红细胞上的特殊标记。ABO 血型系统的标记一共有两种，即 A 抗原和 B 抗原。当红细胞表面有 A 抗原时，就是 A 型血；有 B 抗原时就是 B 型血；如果两种抗原都有，就是 AB 型血；如果两种抗原都没有，就是 O 型血。然而，ABO 血型系统并不只是这么简单。人体除了给自己的血细胞标记上了特殊的印记，还要出于保护自己的目的，在血液里配置消灭“陌生人”的卫兵——抗体。对于 A 型血，血液里的抗体就是针对 B 抗原的；对于 B 型血，血液里有针对 A 抗原的抗体；AB 型血的血液里没有抗体，

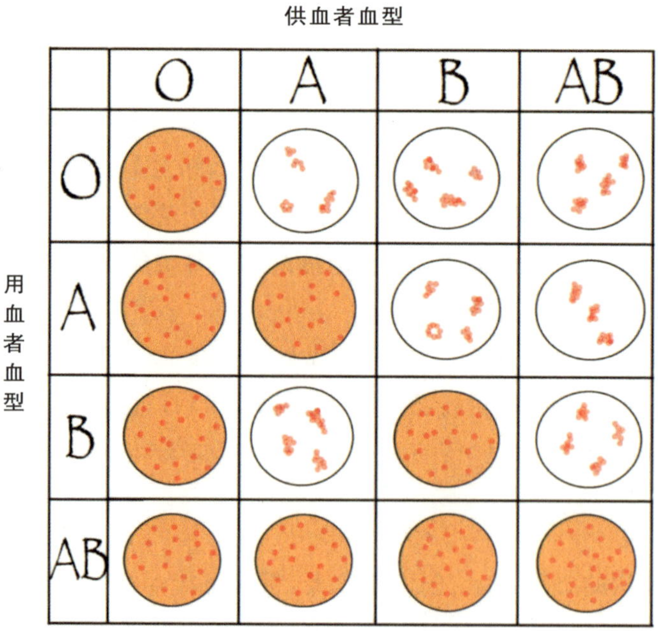

图 4.1　交叉配血

否则他们要消灭谁呢？至于 O 型血，反正我自己什么特殊标记都没有，所以我的抗体既要针对 A，又要针对 B。当不同血型的血液混合在一起时，就如同两个有着世仇的家族相见一般，血液里带有的抗体会迅速和对方的标记相结合，造成血液凝集。为了确保用血安全，需要提前为受血者血清加入供血者红细胞悬液，为供血者血清加入受血者红细胞悬液。同时进行凝集试验，以再次确认两者的血型相符，避免输血后发生严重的不良反应。另外，由于人体还有除了 ABO 以外的其他血型系统，所以输血并不是只看 ABO 是否相符，很多非 ABO 血型系统的稀有血型也都可以在交叉配血实验中被发现，这又是交叉配血的另一个重要意义。

皮试

术前、术后一般需要预防性应用抗生素，为了避免对某种抗生素发生过敏反应，需要提前进行抗生素皮试。如果宝贝之前有药物过敏史，请及时告知医务人员。皮试时我们会在孩子的前臂注射 0.1mL 经过稀释的抗生素，皮肤隆起形成一个“皮丘”，之后需要观察 20 分钟，在此过程中如果孩子有任何特殊情况，都要及时与医务人员沟通。皮试阴性的宝贝，随后就可使用同一批号的抗生素了。

灌肠

在手术当天早晨会为孩子进行灌肠。通过灌入适量的液体刺激肠道，促进其蠕动，排出肠道内粪便，这样可以防止术中粪便污染，也可以预防术后出现腹胀和便秘的情况。灌肠的时候，宝贝可能会挣扎或者哭闹，爸爸妈妈要尽量协助护士。

静脉留置针

术前我们需要为孩子扎外周静脉留置针（图 4.2），将一根很细的软针头送入静脉，作为术前输液和麻醉诱导时给药的途径。穿刺静脉留置针前，为了降低孩子的疼痛感，可以使用利多卡因乳膏涂抹穿刺部位周围的皮肤。一般情况下，留置针的穿刺部位会选择手背、前臂或腋窝下的上臂等处，婴幼儿有时候也会选择头皮静脉或者足背静脉。穿刺完成后，护士会妥善固定留置针。但是仍有一些注意事项需要爸爸妈妈们知道，以避免感染、局部肿胀、渗血和针头脱出等情况：

• 注意穿刺部位的保护，穿刺处避免沾水，穿刺肢体避免过度用力或剧烈活动，避免肢体下垂。

• 每小时观察穿刺部位 1 次，如出现红、肿、热、痛、出血、渗液等情况，要及时告知护士。很小的宝宝有时候不会说话或者不会表达，但是表现为不停地哭闹，或者总想用手去触碰穿刺部位。此时爸爸妈妈一定要注意看一下是否出现了上述情况。

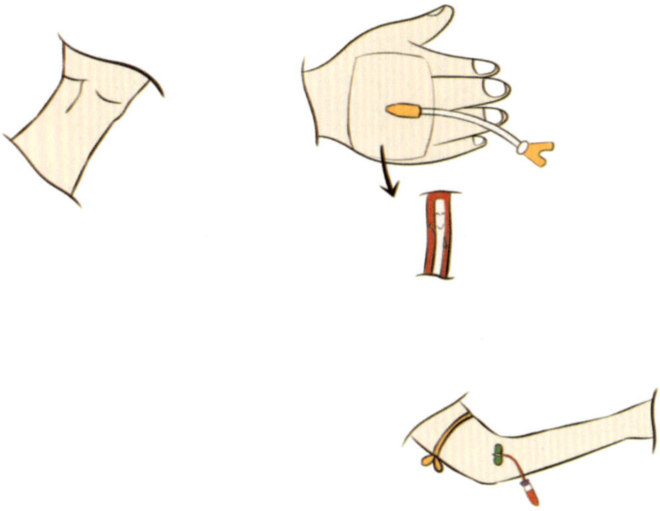

图 4.2 静脉留置针

禁食水

心脏外科手术都是需要全身麻醉的。人在清醒的时候如果被食物、水呛到能做出咳嗽的动作，防止水和食物进入肺部。但在药物的作用下，接受了全身麻醉的宝贝咽喉反射、呛咳反射都会消失。这就意味着，手术的时候如果孩子的胃里有食物以及胃液，可能通过反流而进入肺部，造成误吸。一旦发生误吸，误吸的固体或液体会阻塞呼吸道，医生们要在数分钟内进行有效的清除以免发生窒息死亡。抢救之后，患者发生吸入性肺炎的可能仍然很高，不但需要进入 ICU 继续治疗，甚至可能发生肺部感染而危及生命。

有些爸爸妈妈特别怕委屈了自己的孩子，觉得手术已经“很伤元气”了，不吃饱哪有力气啊？不让吃，就瞒着吃、偷着吃，这种行为千万不要，否则可能会付出惨痛的代价。手术前一段时间内禁食、禁水是所有手术患者术前必须严格遵守的，否则，将会被医生停止当天手术。

那么，宝贝要“饿”多久才行呢？一般来说，按照国际上麻醉专家制定的标准，术前 8 小时应禁食固体食物，6 小时禁喂配方奶，4 小时禁食母乳，2 小时禁清饮料，这里的清饮料包括清水、糖水、无渣果汁等(表 4.1)。

表 4.1　优化的小儿术前禁食禁饮时间

	固体食物	配方奶	母乳	清饮料
时间	8 小时	6 小时	4 小时	2 小时

在禁食水这段时间里，给宝爸宝妈提供一个小贴士。大家可以为孩子准备一个棒棒糖，甜甜的棒棒糖可以在一定程度上缓解孩子的口渴和饥饿感，同时，吃棒棒糖产生的少量口水又不会为手术形成安全隐患。

术前静脉补液

科学、合理的术前静脉补液可以保证孩子在手术中有较为稳定的血流动力学状态，避免体液大量丢失和电解质紊乱，减轻术后胰岛素抵抗，降低并发症的发生率。

由于手术前需要禁食水，医生会开立术前静脉补液的医嘱。在输液的过程中，家长要告诉孩子不要随意调节液体的滴速，并关注液体滴入是否顺利，留置针部位有无渗液及肿胀。如果出现不适，应及时呼叫医务人员。

术前宣教

注意事项

1.术前需要签署麻醉、输血、手术、镇静同意书等一系列具有法律效力的文书，准备手术费用。有时候，为孩子买一份手术意外险也是个不错的选择。

2.根据孩子年龄不同,术前需要准备的物品包括:毛巾、手纸、湿巾、纸尿裤、奶瓶、脸盆、安抚奶嘴、牙刷、牙膏、水杯、纸尿垫等(图 4.3)。

3.术前一日晚清淡饮食,勿进食过于荤腥的食物。

4.手术前放松心态,爸爸妈妈陪伴孩子的时候也不要过于紧张,避免你们的情绪影响到孩子的心情,要保证宝贝手术前一晚睡眠充足。

5.手术前一日要洗澡,擦拭手术部位皮肤,保持清洁,指甲过长的要进行修剪。

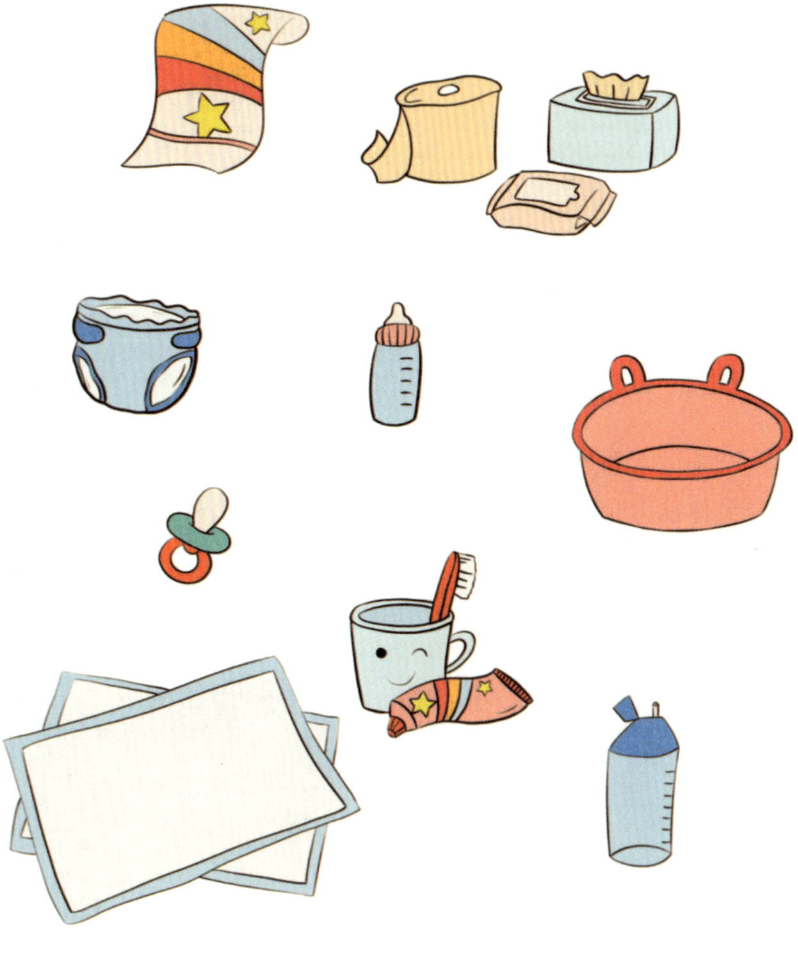

图 4.3　术前准备物品

6.手术当日更换清洁病服，取下身上所有饰物。如果衣服的式样允许，可以把衣服反穿，将衣服开口留在身体后方，便于麻醉后脱去病服。

大孩子沟通手势

术后早期，随着麻药代谢，孩子会慢慢苏醒，但是由于带有气管插管，无法说话，就需要掌握几个与护士阿姨沟通的简单手势(图 4.4)。

- 大便：竖起大拇指。
- 小便：竖起小拇指。
- 咳痰：手指向嗓子。
- 喝水：手呈杯状，仰头。
- 有事叫护士：双手拍床。

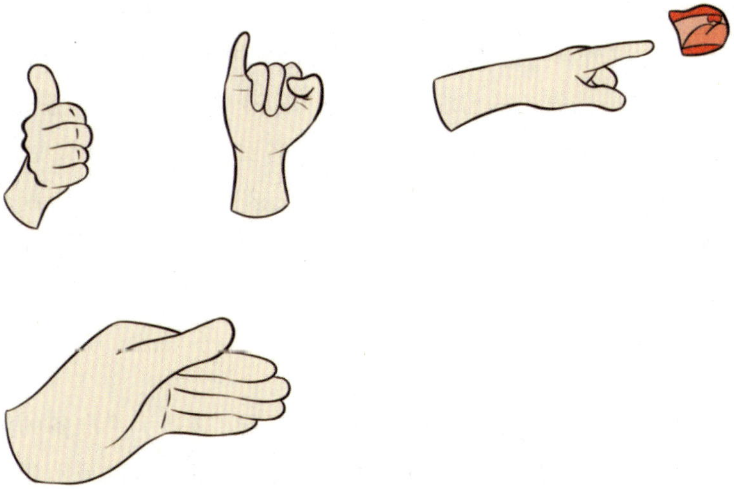

图 4.4　沟通手势

(母海波)

从手术室到监护室的旅程

手术环节

人们普遍认为，心脏是人体最重要的器官，心脏手术是一个神秘而未知的领域。所以，一提到心脏手术，全家人都会紧张、焦虑，很难不对之产生畏惧和担忧——怕某些环节出现问题，怕对孩子产生什么不好的影响。在我们日常的工作中，宝爸宝妈还有老人们总是有各种各样的问题，比如：麻醉以后孩子会不会变傻？刀口到底有多长？手术要用多长时间？孩子醒了会不会疼？做完手术见不到家里人会不会不吃饭？孩子爱哭怎么办？其中有一些问题我们在前几章已经做了比较详细的介绍。接下来就来介绍一下手术的大致过程。

信息确认

如今小儿心脏外科手术技术已经十分成熟，并且随着生活水平的提高和医疗模式的转变，孩子和家长的需求较以前也有所变化。在保证心脏疾病治愈的前提下，更加追求手术切口隐蔽、美观，相应地，各种微创技术和术式也悄然兴起。无论您选择传统开刀还是微创方式，在手术交接前都请您和孩子配合医护人员共同确认孩子的个人信息、手术方式、手术部位和手术切口(对于除了胸部正中切口外的其他切口部位，应该提前划线标记)，这是确保手术安全的重要措施。

心理支持

孩子进入手术室后首先要进行全身麻醉诱导，这是手术准备的第一个重要环节。有的孩子年龄较小，各器官尚未发育成熟，并且在医院或陌生环境里极易产生自我保护和对外界的排斥心理。在面对麻醉医生和护士的时候，不愿主动配合，此时如果强制麻醉，会产生强烈生理和心理应激，使麻醉及手术效果大打折扣。为此，越来越多从事儿科工作的医护人员开始动脑筋、想办法，以期能有效解决孩子的不配合问题。有时候，手术部的工作人员会以“玩伴”身份走近孩子，增进“伙伴关系”，为手术顺利交接和成功实施麻醉奠定基础。在有心理专家的医疗机构，心理师会针对不同年龄段的孩子提供个性化的心理护理和情感支持。

如果您的宝贝处于婴儿期(1~2 岁)，其显著的特点是对父母具有强烈的依赖性、沟通表达能力有限，但对手术麻醉还缺乏概念，所以对这一过程的心理反应相对较小。同时，婴儿很容易将护士当作自己的母亲。我们会对这个年龄段的孩子进行轻拍、抚摸，使孩子具有一定的安全感和舒适感，或者给孩子看色彩鲜艳的图片，给他玩一些小的安全的玩具，让孩子暂时“忘记”母亲的存在。

如果是学龄前儿童(3~5 岁)，孩子已经产生了一定的自主意识，会对疼痛和陌生环境有本能的不安、恐惧和反抗，相对婴儿最大的不同点就是他们对手术麻醉这一过程会产生强烈的反应。针对这样的特点，我们会转移孩子的注意力，帮助孩子放松，通过看动画片、讲故事、握手或者抚摸等方式，减轻孩子对陌生环境和疼痛的恐惧。

如果是学龄儿童，此时已经可以离开父母，对疾病和疼痛也有了一定的认识和切身体验，出现分离性焦虑的情况较少。由于缺乏对手术麻醉本身的了解，所以学龄儿童本能地会对手术麻醉产生反抗，主要表现为不安和恐惧。日常工作中，我们观察到这个年龄段的孩子大多数是比较配合医护人员工作的，但是却无法掩饰自己内心的恐惧。针对学龄儿童的特点，我们会态度友好、善意和蔼地与孩子进行轻松的交流，尊重并考虑孩子的情感，询问孩子的感受，温柔、认真地回答所提的问题，鼓励孩子勇敢地面对并接受手术。

麻醉方法

如果孩子年龄较大且接受的是介入治疗，有可能采用局部麻醉。其他情况下要为孩子进行全身麻醉(即人们常说的“全麻”)。所谓全麻就是吸入麻醉药物或静脉内注入麻醉药后，抑制大脑皮质，使孩子暂时失去知觉，在无痛觉安睡的情况下保证心脏手术的完成。麻醉诱导的过程简单来说就是让孩子用面罩“吸氧”(吸入麻醉)，同时从留置针内输注麻醉药物，这样孩子很快就睡着了。在此过程中，孩子的呼吸由麻醉呼吸机控制，供氧得到保证，一切生命指标如血压、心跳等均在麻醉医生的监测和调整下维持在正常范围，既不影响呼吸及循环功能，又不会引起脑缺氧。在全身麻醉过程中，虽然孩子失去意识，但麻醉过后孩子会逐渐清醒，一切恢复正常，如同睡了一觉醒来。

很多家长担心麻醉或麻醉药物会影响宝贝的智力发育，这些担心是可以理解的。国外的科学家通过动物实验发现，在神经系统发育的关键时期进行麻醉操作，可能会造成动物的学习和行为能力缺陷。那么，到底孩子接受了麻醉以后会不会像实验里的小动物一样出现神经功能发育障碍呢？好在，动物实验和人类还是有区别的。2015 年 10 月，《柳叶刀》杂志的一篇论文提道：全身麻醉和局部麻醉对孩子短时间内没有显著影响。2018 年 7 月，发表于《麻醉学》杂志的梅奥儿童麻醉安全(Mayo Anesthesia Safety in Kids，MASK)研究选取了 3 岁以下儿童作为观察对象，研究婴幼儿期麻醉暴露对长期智力和行为发育的影响。MASK 研究的结论包括：麻醉暴露与否对智力没有影响，但多次麻醉儿童的学习速度和精细运动能力会轻度下降。通过这些研究我们可以发现，为孩子的心脏手术而进行全麻，对智力没有影响，但是要注意尽量减少接受麻醉的次数。

其他准备工作

术中监测会放置很多插管，比如气管插管、桡动脉插管、中心静脉置管、尿管、鼻温及肛温监测管等，这些操作都是在孩子睡着后完成的，所以不会有任何疼痛和不适感。为了保证整个手术过程安全、顺利地实施，通常在术前 1 天，手术室护士会到病床前为您和孩子进行术前宣教。手术室护士需要全面了解孩子包括孩子的相貌体征、用药史、既往病史、病情控制情况、是否存在药物过敏情况以及血型、有无宗教信仰等，依据孩子的具体情况进行手术评估并制订个性化的护理措施。护士还会通过图片、视频等方式向您和孩子讲解心脏手术相关知识和注意事项。为了让您和孩子更好地了解手术过程，如果条件允许的话，还可以和孩子一起玩“治疗受伤玩偶”游戏，一起为玩偶打针、吃药、缝合心脏上的缺陷、包扎伤口等，增加孩子对手术治疗的熟悉度，让孩子认为心脏手术是一件简单的事情，不足为惧。为了使手术室护士和孩子能够进行更好的情感交流，您也可以告诉手术室护士孩子最喜欢的玩具、歌谣、动画片等信息，这样孩子来到手术室时，当看到或听到他熟悉或喜欢的事物时，就不会陌生和害怕了。另外，为了手术能够如期进行，请您在手术前一天务必监督孩子的禁食和禁水执行情况，如果孩子难以忍受，可让其转移注意力，绝对不能进食或进水。如果孩子出现咳嗽、发热或女孩月经来潮时一定及时通知主管医生和护士。

孩子被接进手术室后，相信是每位家长最担心、最煎熬的时刻。请相信医院，手术团队中的每个成员都会以最好的状态为孩子进行手术。因为心脏手术大多数需要在体外循环下进行操作，会较其他外科手术时间略长，请您在家属等候区耐心等待。这时您也可以闭目养神或者读书听音乐，没有必要过分紧张和焦虑。手术结束后，手术医生会在第一时间告知您手术情况并商讨进一步治疗和护理计划。

在术后随访环节，手术室的护士还会到病房里再次对孩子的情况进行了解。手术室护士关注的内容包括：孩子的伤口愈合情况、心脏功能的变化、身体总的恢复情况等。

（刘娟）

术后监护环节

在手术后，大多数的宝贝会被转往重症监护室，也就是大家常说的 ICU，接受下一步的治疗。之所以这样安排，是因为孩子的病情在术后早期仍可能发生波动，需要由多学科团队（小儿内科医生、心外科医师、ICU 医生、麻醉医生、呼吸治疗师、专业护理团队、伤口治疗师以及其他支持学科）共同协作、沟通，为孩子的身体状况和治疗提出最科学的方案，帮助孩子平稳渡过危险期。不同的疾病、不同的治疗方式，需要在监护室停留的时间也存在很大差别。举例来说，对于全身麻醉接受介入治疗的先天性心脏病患儿，手术后只需要在监护室里观察一段时间，甚至只是在麻醉复苏室里观察一段时间，就可以转回病房。但对于接受了开胸心脏手术的孩子，则要进行至少一天的重症监护。随着麻醉快通道技术的普及，在一些有条件的医院，也开始尝试术后短时间内为孩子撤离呼吸机，并在术后当天转回普通病房，不仅有效地减少了术后宝宝单独待在陌生环境里的时间，也节省了医疗资源，降低了医疗费用。

监测指标

在监护期间，孩子的病情可能瞬息万变，因此，我们会针对每个孩子的病情特点对某些医学指标进行个性化的监测。监测这些指标的目的主要在于及时了解孩子的心肺功能、肾功能、脑功能。监测的手段又分为有创监测和无创监测两大类。

针对心脏功能的有创监测包括：动脉置管测压、中心静脉压、左心房压力、心排量监测；无创监测包括：心率、心电、袖带血压、氧饱和度、尿量、脑氧饱和度监测、超声心动图等。针对肺功能的监测包括：各项查体指标如呼吸频率、呼吸音、叩诊等；各项实验室和影像学检查，主要是床旁胸片、血气分析；呼吸机参数如潮气量、气道阻力等。肾功能一般通过观察尿量和实验室化验指标来评估。脑功能一般也是采用脑氧饱和度等指标来评估。

在心脏手术后，很多脏器的功能是受到心脏功能影响的。所以某一些指标能够同时反映多个脏器的情况。举个最简单的例子——尿量。尿量从直观上来看反映了肾脏的排泄功能是否正常，但实际上，心脏术后的尿量变化更多时候是受到心脏功能的影响。心功能差，血压偏低，对肾脏的灌注减少，尿量自然就会减少，甚至出现无尿的情况。有时，监护室的医生和护士在观察一个病情很重的孩子时，会反复地评估孩子的皮肤是否湿冷，尿量是否充足，其实就是为了判断心脏功能是否好转。正因如此，“来尿了”这三个字才总是带给大家一次次的欣喜。

呼吸机辅助与术后镇静

大多数的宝贝，术后会带着气管插管进入监护室，并由监护室的呼吸机接替麻醉机继续辅助呼吸。如果孩子的病情平稳，医生会在孩子苏醒后对孩子的情况进行评估，确保孩子体力有一定的恢复、肺部情况良好（痰不多，听诊满意，化验指标合格）、循环状态稳定，然后来决定拔除气管插管的时机。如果病情较重，可能暂时不会考虑脱机拔管，而是先为孩子实施中-深度的镇静，待病情好转后再进入下一步的治疗。

有一些已经拔管脱离呼吸机的宝贝，也有可能会因为病情变化，如心搏骤停、恶性心律失常、喉头水肿、呼吸抑制、心功能不全等，面临再次插管的可能。也有一些宝贝各项指标并不满意，但情况还没有糟到需要二次插管的程度，也可能会进行无创辅助通气。无创辅助通气是指利用面罩或鼻罩为患者进行呼吸支持的技术，其优势是避免了气管插管甚至气管切开，便于经口喂养，对循环系统的影响较小。

极个别情况下，孩子入院时的情况就非常危急，可能会直接转往监护室治疗。在监护室期间，可能会为孩子进行机械辅助通气。医生会对孩子的病情进行评估，决定急诊手术还是等待情况稳定后再安排手术。

临时起搏器

在第 1 章介绍心脏结构的时候，我们曾经提到过心脏的传导系统。简单来说，传导系统就像是心脏里铺设的电缆，心脏搏动的指令就是从窦房结开始通过这些“电缆”传递到每个心肌细胞的。如果手术过程中发生了传导系统功能的异常，则可能在心脏复跳后出现节律异常，严重时需要临时起搏辅助。

临时起搏是通过外科的方式将细导线固定在心脏表面，导线的另一端连接在临时起搏器上。根据心脏节律存在的问题，为临时起搏器设定不同的指令后，起搏器会发出电脉冲，刺激心脏不同的部位跳动。

此外，对于很多复杂性先天性心脏病，手术后可能并未发生心脏节律问题，但医生还是会为宝贝留置心脏起搏导线，以备不时之需。一般情况下，起搏导线在转出监护室的时候仍会保留，直至出院前拔除。

引流与二次开胸

孩子手术结束转入监护室的时候，多数都会带着引流管。引流管是为了将手术创面上渗出的血水引出体外，避免发生心包填塞和感染，对于一些姑息手术，如双向 Glenn 或全腔静脉肺动脉连接术，引流管的放置还有应对未来可能发生的胸腔积液的作用。引流液在一定的负压吸引下，会进入引流瓶内，其性质和变化多少对病情也有一定的提示意义。

单纯的术后引流，对小朋友来说，每小时每千克体重的引流量不应该超过 4mL。如果大于这个量，就要具体分析是什么原因引起的。过多的引流可能是宝宝的凝血功能出现了异常，也可能是手术创面上存在小的出血点，需要根据不同的原因进行积极的处理。引流过多可能会使循环出现波动，血水未能及时引出，在心包内形成了大量血块，还可能压迫心脏，造成心包填塞。如果短时间内引流量、血压、心率等循环指标出现大幅波动，可能需要尽快二次开胸止血或清除压迫心脏的血块。

二次开胸的原因除了引流偏多、心包填塞，还可能是因为出现了恶性心律失常、心搏骤停或循环难以维持的情况。在这些情况下，二次开胸的目的是为了重新建立体外循环，为心脏提供循环支持，必要的情况下还可能会使用其他的机械循环辅助措施。

体外膜肺氧合

体外膜肺氧合(ECMO)作为一种较为有效的短期呼吸、循环辅助方式，在循环状态难于维持的孩子中应用越来越广泛。随着临床应用经验的积累，体外膜肺氧合的治疗成功率也比前些年有了明显的提升。

体外膜肺氧合的原理其实与手术时使用的体外循环设备相似，都是把静脉血引出体外，去掉二氧化碳，补充氧气，再输回体内。这套设备模拟和替代了心脏的泵功能和肺的换气功能，为心、肺争取了更多的休息时间。相比体外循环设备，体外膜肺氧合具有体积小、易转运、预充液体少、对血液破坏小等诸多优点，因此也更便于长期使用(一般不超过 7 天，最长建议不超过 30 天)。

肺动脉高压危象

在小儿心脏外科见到的肺动脉高压，一般都是继发于先天性心脏病，由于肺血流增加后，肺小动脉内膜增厚、硬化形成的。如果病情救治及时，就可以阻止肺动脉高压的进展，避免肺内小动脉出现不可逆的病变。在一些合并重度肺动脉高压的孩子，如果具备手术指征，多数还是可以通过手术获益的。但是在这些孩子中，术后发生肺动脉高压危象的概率就比较高了。

所谓肺动脉高压危象，是指由于发生肺动脉压力急剧升高而引起循环失稳，尤其是右心功能衰竭、心脏输出量和氧饱和度下降的紧急情况。除了上述的术前疾病因素，引发肺动脉高压危象的原因还可能是肺部病变(气胸、胸腔积液、感染等)、体外循环术后炎症因子损伤肺血管内皮细胞、低氧血症、酸中毒、小朋友情绪激动、哭闹等。

发生肺动脉高压危象的时候，并无特异性的体征，但是通过查体可以发现有氧饱和度下降、心音改变、右心衰等体征，超声检查可能会观察到三尖瓣反流量增加。如果不能及时处理肺动脉高压危象，是可能危及生命的。

治疗肺动脉高压危象，方法主要包括：吸氧、纠正酸中毒、过度通气、镇静、肌松等，必要时需要加用血管活性药物，甚至需要吸入一氧化氮。

延迟关胸

有些复杂先天性心脏病，不仅仅手术的操作难度很大，术后心肺功能的维持也是一项极大的挑战。为了能够尽量避免对心脏功能的影响，有时候会选择延迟关胸的方式，医生会采用一些特殊的方法，将皮下组织和皮肤适当缝合，但胸骨不闭合，可以为心脏提供较为宽敞的空间，防止心脏受压。等到心脏功能恢复，再择期重新关胸。不可否认，延迟关胸增加了术后护理和治疗的难度，甚至有可能增加感染的风险，对医护人员的技术要求较高，但在某些特殊情况下，确实是一种行之有效的方法。

腹膜透析

前面我们曾经介绍过，心脏手术后很多脏器的功能是否正常受到心脏功能的影响。大多数情况下，孩子术后尿量减少甚至无尿可能与心脏功能未能及时恢复有关。理论上，只要心功能好转、血容量（血管内的有效循环血量）充足、肾脏血流灌注改善，尿量就会逐渐增加。如果心功能恢复，容量正常，应用了一定量的血管活性药物和利尿药后，尿量仍不见增加，则要怀疑肾脏本身的功能是否出现了异常。为了避免大量水分在体内存留，避免电解质紊乱，就可能会采用腹膜透析治疗。

腹膜透析是在孩子的肚皮上放置一根细细的管子。将腹膜透析液送入腹腔，利用腹膜透析液较高的胶体渗透压和较低的电解质浓度，以及腹膜"半透膜"的特点，使多余的水分从胶体渗透压较低的一侧渗透到胶体渗透压较高的一侧，电解质从浓度较高的一侧弥散到浓度较低的一侧，最终利用腹膜透析液把血液和组织中的一部分水和电解质带走。

在肾功能受损的情况下，腹膜透析是一种简便有效的能部分替代肾功能的方法。一旦确定孩子有应用腹膜透析治疗的指证，越早应用，效果越好。幸运的是，术后发生肾功能异常的概率很低，而大多数的肾功能异常经过一段时间的替代治疗都是可以彻底恢复的。

转出监护室的标准

孩子在监护室里接受治疗，宝爸宝妈们在外面提心吊胆，日夜牵挂，盼着孩子能早一天转出来。那么,转出监护室应符合哪些基本要求呢?

心血管方面,要求不能应用太大剂量的血管活性药物也能维持较为平稳的生命体征,没有恶性心律失常,不需应用大量利尿剂也能够有足够的尿量。肺功能方面,已经顺利脱离呼吸机,无呼吸困难,痰液可以咳出或咽下,血气等化验指标合格,无酸中毒等。没有严重的感染,可以经口进食或通过鼻饲喂养。

引流管可以在转出时带到病房,但是应确定引流液不多。

有时候孩子的心脏节律还没有恢复,需要临时起搏器的辅助,但这不是转出监护室的必要条件。

当然,上述条件监护室的医生会有很具体的标准。达标后,宝贝们就可以转回普通病房或二级监护病房了。

(牛筱婷)

术后流程

一般护理

手术后,当孩子不再需要呼吸机支持、出现引流液减少、仅需一些简单的治疗时,医生会考虑将孩子转往普通病房。在有条件的医院,可能会先转入二级监护病房作为进入普通病房前的过渡。

此时,大多数的宝贝一般状况都很稳定了,但他们身上仍然可能会带着一些东西,比如生命体征监护设备、静脉留置管和引流管等。

生命体征监护设备

生命体征是用来判断孩子病情轻重和危急程度的一些基本指标,主要有体温、心率、脉搏、血压、呼吸频率、血氧饱和度等。心率是指正常人安静状态下每分钟心跳的次数;脉搏是指心跳的节奏传导至肢体动脉后产生的搏动,一般情况下和心率是一致的;血压是指血液在血管内流动时作用于单位面积血管壁的侧压力,是推动血液在血管内流动的原动力;呼吸频率是指每分钟呼吸的次数;血氧饱和度是血液中氧的浓度,是呼吸循环的重要生理参数,正常人体动脉血的血氧饱和度大约为98%,静脉血则大约为75%。大家千万别小看这些看上去并不复杂的参数,通过监测这些项目,医护人员能够及时地发现孩子的病情变化,以便及时处理(图 4.5)。

体温

爸爸妈妈们在手术后最先注意到也是最容易注意到的就是自己家的宝贝体温升高了。那么,是什么原因导致孩子发热呢?是否需要什么治疗呢?要不要来点退烧药?要不要输点“消炎药”呢?让我们先从体温的测量说起。

根据测量部位的不同,体温的正常值稍有差异。常用的体温指标包括:口腔温度、直肠温度和腋窝温度。

- 口腔温度:将体温计放置在患者舌下,闭嘴约 3 分钟后取出,正常范围为 36.3℃~37.2℃;
- 直肠温度:测量方法是将体温计消毒后涂上润滑油,然后插入肛门,3 分钟后取出,其正常值比口腔温度高 0.3℃~0.5℃;
- 腋窝温度:由于该测量方法方便、卫生,是目前最常使用的测温方法。腋窝温度的测量方法是将体温计夹于腋窝,5 分钟后读取数值, 正常范围为 36.1℃~

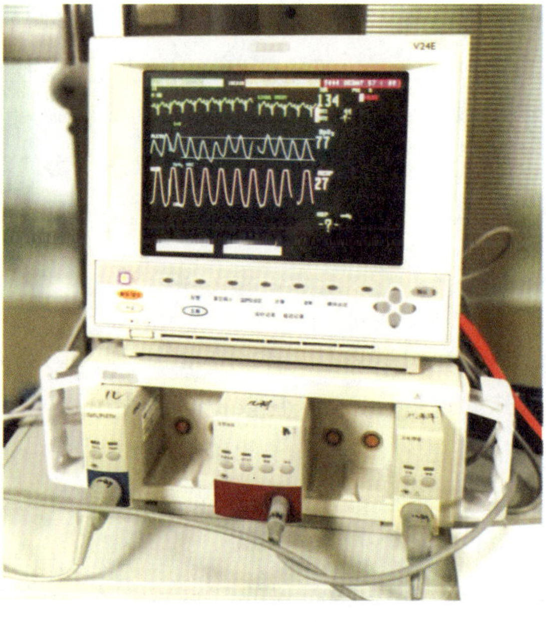

图 4.5 多功能监护仪

37℃，比口腔温度低 0.2℃~0.4℃。

这里需要注意的是，在孩子测量体温，尤其是使用水银体温表测量体温时，旁边一定要有人看护，避免一些意外伤害。测量时若发现腋下有汗液，应擦干后再测，以免影响测量结果。太瘦弱的孩子不建议测腋温，为避免误差，可考虑测口温或肛温。

体温的正常变动：在内外因素的作用下，体温在正常范围内可有轻度变化，例如，下午比早晨相对要高，但一般相差小于 1℃；进餐后体温也可有轻度升高；不同年龄阶段也存在轻微的体温差异，如小儿因代谢率高，体温较成年人偏高。

这里我们要特别提一下“吸收热”。这是一种在手术后比较常见的现象，指无感染证据的情况下，术后早期(一般是 3 天以内)发生的体温升高现象。在心脏外科，手术中应用电刀、牵拉、剪切、缝合等操作造成极少量组织坏死，术后这些组织吸收时就可能会产生吸收热。吸收热一般不会超过 38.5℃，也无须特殊处理。

了解了这些小知识，咱们再回到一开始爸爸妈妈们提的问题，答案就简单多了。第一，术后体温升高是一种比较常见的现象，并不一定有感染；第二，如果体温升高未超过 38.5℃，一般很少应用退烧药物；第三，所谓的“消炎药”大多数时候是指抗生素，如果没有感染的明确证据，应该尽量避免使用抗生素，尤其是广谱抗生素。那么，当孩子发热却无须应用退烧药的时候，我们可以做些什么呢？让孩子适当饮水，稳定孩子的情绪，必要时可以进行物理降温。虽然近年来有文献表明物理降温收效甚微，但适当进行温水擦浴确实可以让孩子“舒服”不少。

血压测量

应确保测量血压前 30 分钟内孩子没有剧烈运动、情绪激动等影响血压的因素，尽量在清晨起床时进行。对于病情较重的宝贝，可能一天之中需要多次测量血压，用于评估病情的变化。根据孩子的年龄和体重，选择适合孩子胳膊粗细的袖带。测量的位置选择无输液管路或无外周静脉留置针的健侧。

心率、脉搏以及心律的测量

当宝贝们身体上连接有心电监护仪的时候，监护仪会通过贴在孩子身上的电极片动态采集心率和心律信息，并实时显示在监护仪屏幕上。如果这时候爸爸妈妈正好陪伴在孩子身边，请注意如下事项：

- 电极片粘贴好后，请不要私自随意摘下。如果粘贴部位出现皮肤瘙痒，可以联系医护人员。
- 孩子在床上玩耍时，注意避免各种线的缠绕，以免发生意外事故。
- 为了避免干扰，请不要在监护设备周围摆放和使用电子设备。

在手术后，过慢或过快的心率结合心脏节律，可以为判断心脏或机体的状况提供一定依据。需要注意的是，有时孩子心率过快，可能只是因为体温升高造成的。人的体温每升高 1℃，心率会加快 12~18 次/分，这时就要根据具体情况来判断了。

血氧饱和度测量

血氧饱和度测定是将探头指套固定在孩子的手指或脚趾甲床上，利用手指、脚趾作为盛装血红蛋白的透明容器，使用红外光作为射入光源，来计算血红蛋白浓度及血氧饱和度。测量时要注意保证孩子相对安静，肢体处于相对稳定的状态。

呼吸测量

呼吸的频率会受到主观意识的影响，应尽量在孩子不注意的情况下，使用监护仪来测量。如果遇到孩子哭闹、紧张、饥饿等状况，等孩子情绪稳定后再测量。呼吸不规律的孩子应数满一分钟。

深部静脉置管

深静脉穿刺置管是大手术必备的一项操作。这条管路可谓是术中、术后最重要的生命线之一！深静脉置管不仅可以用来监测中心静脉压，还可以输液、输血、血液透析和实施完全胃肠外营养等。对于某些只能通过中心静脉给予的药物而言，这条通路尤为重要。配合输液泵(图 4.6)，可以通过深部静脉置管为孩子进行精确的药物和液体治疗。术后根据病情，保留深静脉置管的时间也不尽相同，而保留深静脉置管期间的注意事项也很重要。

固定与消毒

置管用无菌透明贴膜固定，可有效防止导管移位、扭曲、受压及脱出，使孩子活动相对便利。即便如此，仍要避免因孩子翻身或不自主动作导致管道接头

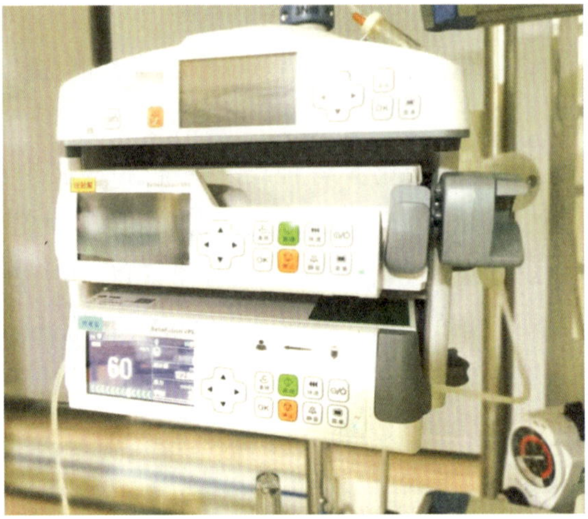

图 4.6 输液泵

脱落。如果可以，爸爸妈妈可以协助我们关注孩子导管穿刺部位的皮肤有无红、肿、热、痛、渗血及脓性分泌物等。我们会对穿刺点定时消毒，更换贴膜。如果爸爸妈妈观察到贴膜卷边或脱落，请立即告知医护人员，我们会进行处理。

导管的护理

有液体持续输入时，应照顾好孩子，不要拉扯输液管路，同时注意管路缠绕问题，避免意外情况发生。我们会定时对管路进行评估，包括固定是否良好，是否通畅，持续带管的必要性等。

引流管

临床上应用的外科引流管种类很多，有的用于导尿，有的用于心包、纵隔、胸膜腔的引流。导尿管的作用不言而喻，而外科引流的目的则是将人体组织间或体腔中积聚的渗出液、积血、积液、脓液或其他分泌物引流到体外，防止术后感染，避免这些液体的积存影响伤口愈合。

先天性心脏病术后的孩子回到病房时，有的会带有引流管。我们一般会给引流管做一个简单固定，为孩子在床上的活动留出适当的长度，同时把引流瓶固定在床旁。爸爸妈妈陪伴孩子的时候，一定要注意保持引流管管道通畅，避免管道受压、扭曲、折转成角，以免影响引流。平时要注意引流瓶的位置不能高于孩子插管口的平面，更不能倾斜和放倒引流瓶，否则可能会引起积液流回孩子体内，造成污染。搬动孩子时，应通知护士或医生，先夹住引流管。

有些年龄较大的宝贝，会通过语言表述引流管部位有疼痛，小一点儿的宝贝们则只能通过哭来进行“控诉”，此时您可以把孩子的情况告诉我们，我们会适当为孩子镇痛。您也可以为孩子准备一些小玩具、绘本，来转移孩子的注意力。

我们会做好引流颜色、性状及量的记录，定期对瓶子进行维护和更换，根据孩子病情评估尽早拔除。

外周静脉留置针

除了前面提到的深静脉置管，有时还会根据病情为孩子保留外周静脉留置针。留置针的使用能减少孩子因反复静脉穿刺而造成的痛苦及对打针的恐惧感，便于临床用药，减少孩子疼痛。

孩子天性活泼好动，即使是术后，只要病痛稍微减轻，他们的手脚就闲不住了。这也为我们护理留置针提出了很大的挑战。下面这些事项是爸爸妈妈要注意的。

留置针的日常维护很重要，平时可以轻轻按摩孩子带针肢体末梢血管，轻搓手背、足背，促进静脉血液回流。

对于婴幼儿，为了防止孩子睡觉时留置针脱落，可用干净的小毛巾或宽松的棉布袜子包套住孩子的小手。留置针在头部时，哺乳、睡觉时应避免朝向有针一侧；留置针在下肢时，抱孩子时一手穿过双胯把脚分开，睡觉时在双腿间放置小衣服、小软垫，分开两脚，避免踢到留置针。告知年长儿避免留置针一侧肢体过度活动；婴幼儿留置针所在侧的肢体减少拍打，避免过久站立或爬行。穿脱衣裤时先穿留置针侧肢体、先脱无留置针侧肢体；留置针侧肢体避免沾水。

特别关注

切口护理

先天性心脏病外科手术的切口一般分为两种：正中切口和腋下小切口。医生会根据孩子病情选择最适合的切口位置。内科介入手术的操作部位则多选择在下肢腹股沟处。相对而言，介入的创口较小，发生并发症的可能性较小。影响切口愈合的因素包括：

感染

感染是不利于切口愈合的最常见原因。常常由致病菌引起感染，可直接损伤切口局部的细胞，形成化脓性病灶，影响伤口的愈合。有的时候，孩子自身的免疫力减弱，人体内的常驻菌群与人体之间的平衡被打破，平时不致病的细菌现在也可能会成为导致感染的元凶——此时，它们叫作“条件致病菌”。

异物存留

任何异物残留在切口都会阻碍愈合过程，包括：坏死组织细胞碎片、外科缝线等，对难以愈合的所有切口都应做相关检查，排除异物的可能。在对这类切口进行换药时，清洗切口是一个重要的环节。清洗切口，既要完全彻底，又要避免残留异物和对切口有损害的溶液，对无菌操作的要求也较高，应由专业的医护人员或切口护理专家来完成。

血液循环障碍

切口的缝合或者包扎过紧、切口受压、较严重的休克都能使局部组织缺血、缺氧、代谢产物不能及时清除、细胞增生受到抑制，从而影响手术切口愈合。

全身性因素

• 营养不良：慢性消耗性疾病、长期进食受限或者消化吸收不良等可引起低蛋白，使切口愈合所需的各种蛋白质和氨基酸不足，导致手术切口的愈合缓慢。

• 免疫力低下：其手术切口愈合也较缓慢。

• 肥胖：脂肪组织的血液供应相对较少，脂肪组织太多会导致切口的张力增加，更加阻碍切口局部的血液循环。

术后用药

孩子术后早期会有一些切口或者穿刺部位疼痛的情况，医生会根据孩子情况适当使用止疼药物，保证孩子术后恢复阶段尽量舒适。近年来，随着医学人文关怀理念的发展，疼痛的治疗也越来越受到重视，对疼痛的处理也比前些年积极了许多。所以，宝爸宝妈们完全不必担心。

孩子术前存在心力衰竭、肺动脉高压的，在经历了手术后，早期可能需要继续服用强心、利尿、扩张血管等药物。如有感染、消化不良等情况，应考虑对症服用抗炎、改善胃动力的药物。患有先天性心脏病的孩子，术后用药持续多久要根据具体病情来判断。以我们的经验，大多数简单先天性心脏病的宝贝，也许在术后住院期间需要一些药物辅助，但出院后就基本不用药物治疗了。对一些心脏功能较差、有严重肺动脉高压的孩子，则可能需要继续服用药物 3 个月至半年。无论您的宝贝是哪种情况，都要严格按照医嘱进行药物治疗，才能以最快的方式促进宝贝康复。用药期间不可自行随意减服、停服，长期使用利尿药要注意定期就医检查电解质。

液体管理

先天性心脏病手术后有很多注意事项，其中液体管理是最重要的内容之一。

有些家长觉得孩子术后总是饿，总是给孩子多吃。还有些宝爸宝妈会觉得："我的宝贝这次可是受了苦了，我得给他(她)好好补补！"这里必须向大家强调，如果术后给孩子吃得太多，会造成心脏负担增加，影响心脏的功能，严重的甚至可能危及生命。另一方面，如果吃得太少，往往会使孩子缺乏必需的营养素和能量，不仅生长发育跟不上，还会影响术后康复的速度。说到这里，有些宝爸宝妈就会提问了："那我们到底应该怎么做？"

简单来说，就是要控制一个比较合理的出入量。如果孩子术后心脏功能不好，医生可能会希望孩子体内的水分多排出来一些；如果孩子的情况稳定，则会希望能保持一个相对平衡的出入量；有的时候，前期治疗时水分排出过多，医生又会希望孩子的液体出量能比入量少一些，适当为机体补充一定量的液体。当宝贝从监护室转回普通病房后，医生会根据每一个孩子的体重和病情制订个性化的出入量标准。这时候就体现出记录“出入量”的重要性了——医生会将实际的出入量与针对您孩子的出入量标准进行比对，从而决定下一步的治疗策略。这在一些比较危重、心功能比较差的宝贝的治疗中尤为重要。一般来说，住院期间会有护理人员为孩子记录出入量，但是作为孩子身边陪伴的家人，您可能更了解孩子吃了什么，什么时候排尿了、出汗了，所以记录出入量也需要您的积极参与。

那么，该如何计算每日的液体出入量呢？首先，要知道需要记录哪些东西。摄入液体应该包括：任何经口喝下的液体，任何在室温下能变成液体的食物（如冰激凌、冰等），任何经静脉或鼻饲管进入的液体，各种水果。排出量应该包括：大小便（成形的大便水分为其重量的1/4~1/3，不成形的大便水分则占1/2~2/3），呕吐物，吸引液，引流液，汗液，经呼吸和皮肤蒸发丢失的水分。

上面提到，呼吸和皮肤也会丢失水分，那孩子到底通过肺和皮肤丢失了多少水分呢？从医学角度，在没有出汗的情况下，经肺和皮肤丢失的水分是肉眼不可见的，称为不显性失水。这实际上是个很难确定的数值，受到季节、室温、空气湿度、孩子的呼吸频率、衣着等各种因素的影响。即使是最有经验的医护人员，也只能是估计不显性失水的量。那么问题来了，在记录出入量的过程中，要估计的数值太多了，最终计算的出入量还可靠吗？的确，这样记录出来的数值只能是做参考用。

有没有别的方法呢？有。我们假设在正常状态下，孩子的体重在短时间内是不会有较大变化的，那么当我们记录孩子每天的体重时，体重的增减就可以大致认为是体内水分的增减。参考出入量的记录，结合体重变化，就可以对孩子的实际液体出入量进行比较准确地评估了。

对于简单先天性心脏病，不合并重度肺动脉高压的孩子，对出入量一般没有特别要求，可以按需给水。如果孩子不爱喝水，也可以换成不含碳酸的果汁或牛奶。对于复杂先天性心脏病，或者有心力衰竭表现的孩子，希望宝爸宝妈们能够在孩子出院后继续关注孩子的出入量情况，既要避免水分摄入过量，又要防止因限水过度而造成脱水。

胸部物理治疗

为了防止手术后孩子发生肺部感染、肺不张等情况，需要为孩子进行胸部物理治疗。胸部物理治疗是指通过一系列护理技术，促进痰液排出、改善呼吸功能的治疗。临床上最常用的治疗方法包括：体位引流、体位变换、叩背法、高频振荡、雾化吸入等。这些方法可以降低位于肺部深处的分泌物以及附着在气道上的痰液的黏稠度，并将其震荡下来，通过咳嗽动作最终将分泌物排出体外。

宝爸宝妈在胸部物理治疗的过程中，也要发挥很大的作用。除了配合护理团队，为孩子保持某一特殊体位或变换体位外，还要在孩子接受治疗时给予孩子耐心的陪伴。此外，宝爸宝妈也可以协助我们为孩子进行体疗排痰。具体的动作如下：五指并拢，假想手中握着一个较大的圆球，使手背拱起，甩动手腕，自孩子的胸部下段、外侧开始，由下向上、由外向内，对两侧胸壁进行拍击。大多数时候，妈妈们因为担心自己拍得太狠，孩子会很痛，结果拍背的力度无法达到治疗效果。所以，在进行拍背排痰之前，一定要和您的责任护士认真学习这一动作的要领。此外，拍背排痰要注意时间，不要在孩子刚进食后或刚睡醒时进行。

心脏手术的潜在并发症

心脏手术的并发症到底有多常见呢？实际上，治疗先天性心脏疾病的手术程序产生并发症的风险非常低，总体死亡率和严重并发症的发生率不到 1%。大部分宝贝的术后过程都非常平稳，恢复迅速，很快就可以正常活动了。那么，心脏手术都有哪些可能的潜在并发症呢？

乳糜胸

正常情况下，来自肠道的淋巴液是清亮透明的。当摄入大量脂肪时，这些淋巴液就会呈现一种乳糜状，也称为乳糜液。乳糜液一般为乳黄色，富含脂肪、蛋白质和白细胞。无论是清亮的淋巴液，还是乳糜液，都是通过很多淋巴管汇聚到一个叫“胸导管”的结构回流入血的。当乳糜在肺外部（胸膜腔）堆积时，就称为“乳糜胸”，其在心脏手术后的发生率为 0.25%~0.5%。乳糜液的积存会压迫肺脏,造成肺叶无法完全膨胀,因此会引起呼吸困难并导致疲劳和不适,给孩子拍片子还可以观察到胸膜腔积液以及纵隔移位的现象。心脏手术中细小淋巴管或胸导管受到累及,或者在处理胸腺的时候有小的淋巴管破裂,就可能引发乳糜胸。此外,在静脉压很高的时候,淋巴管可能破裂,乳糜胸也有可能自发形成。

在孩子术后开始进食前,乳糜胸的引流液可能是淡黄色清亮液体,开始进食后,颜色逐渐混浊,变为乳白色,根据引流液的性质基本就可以判断了。如果手术中胸膜没有破损,也没有放置引流管,则孩子会首先表现为呼吸困难、呼吸加快,听诊单侧呼吸音减弱,胸片提示有胸腔积液,待积液穿刺抽出或放置引流管后,才能发现积液是乳糜样的。乳糜胸的确诊,除了观察积液的性状外,还可以通过实验室检查来明确。

为了减少孩子身体系统中的乳糜量,需要进行特殊的低脂肪饮食,尽量减少对脂肪的摄入,直到不再有乳糜生成。如果孩子患有乳糜胸,营养师会告诉你孩子应该吃的食物。通常这会与孩子以前吃的东西有很大变化。一般来说,任何高脂肪的食物都要从餐单上去除,包括肉类、奶酪、鸡蛋、高脂肪的面包和甜点。

一般来说,通过饮食治疗,大约 7 天可以将乳糜胸清除,最长一般不会超过 14 天。如果治疗没有效果,孩子每天每千克体重的引流量大于 10mL,连续 14 天引流量都不减少,甚至出现了营养不良的状况,我们就建议手术为孩子结扎胸导管了。

胸膜腔积液

“胸膜”指的是覆盖肺部和胸廓内壁的一层薄薄的膜样组织,分为脏层胸膜和壁层胸膜,两层胸膜间的腔隙就是“胸膜腔”。胸膜会产生一定量的液体作为润滑剂来帮助肺部顺利地发挥功能。胸膜腔积液是指手术后在肺部周围积聚了过多的液体,又常被称为“胸腔积液”。胸膜腔积液可能是心功能较差、乳糜胸、感染的结果,也可能是术中胸膜破损后有积液积存的结果。心脏手术后最常见的积液常常与心功能、乳糜胸等有关。具体是什么原因造成的,往往要结合孩子的表现和一些检查来判断。

判断积液量最简单的方法就是胸部平片。积液量较少的时候液体常常会自行消除,服用少量的利尿药也对积液的吸收有一定帮助。如果积液量较多,则可能需要进行胸腔抽水或持续引流。在某些手术，如双向 Glenn 或全腔静脉肺动脉连接术后，可能会有胸腔积液，并且持续时间较长，这时医生可能会提前放置两侧胸膜腔的引流管。

气胸

正常状态下，人的胸膜腔里是负压状态，由此来确保肺脏能够充分膨胀、张开。一旦气体进入胸膜腔，造成积气状态，胸膜腔里的负压变成了正压，就会使肺脏在一定程度上萎陷，这种情况就被称为气胸。气胸的基本治疗原则包括卧床休息、保守观察、排气疗法、胸膜腔穿刺抽气、胸腔闭式引流等。一般来说，医生会根据进入胸膜腔气体量的大小，选择适合孩子的治疗方法。气胸量小并且对孩子没有影响时，根据检查结果，一般不特殊处理，过一段时间这些气体会自行慢慢吸收。如果气体量较多，则有可能采用抽气或胸腔闭式引流的方式把气体引出来，避免肺脏长时间受压，对孩子造成严重影响。

感染

伤口感染是由医院内影响患者的细菌造成的，这些细菌可能是致病菌，也可能只是人体内的正常菌群，随着人体免疫力的下降，平衡被打破，变成了条件致病菌。随着病房内预防措施的改善和手术治疗程序的改进，医院内伤口感染的情况较前些年有了很大改观。

借着“感染”这个话题，我们要向各位宝爸宝妈强调一下“手卫生”的重要性。在医院里，无论是医护人员、其他工作人员，还是各位家长和宝贝，每个人的手都可能会接触到各种病原体。在接触不同的物体和人的时候，我们的手就成了病原体传播的最佳途径。所以，预防院内感染，注意我们每个人的手卫生是最重要的环节。有条件的医院会在每个病房的门口、每个病床的床头放置手消毒液，便于每个人随时进行手消毒。如果没有这些，大家也一定要注意勤洗手。无论是为手消毒还是洗手，都建议大家采用六步洗手法（如果清洁手腕，则为七步洗手法）的方式来进行。在医院里，随处可见六步洗手法的宣传图，您只需按图操作即可（图 4.7）。

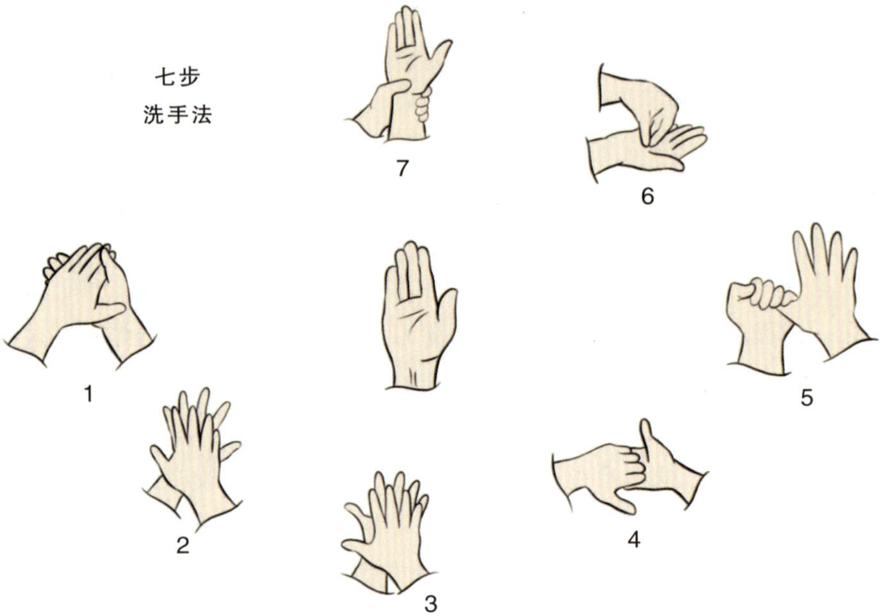

图 4.7　七步洗手法

（韩雅楠）

药物治疗

药物在先天性心脏病的治疗中大多数时候并非起到治愈心脏病的作用（除了尝试为早产儿闭合动脉导管的药物以外），而是起到改善心功能、改善症状、减缓病情进展等辅助作用。这一节我们将为大家简单介绍与先天性心脏病治疗有关的一些药物，具体的用药指征和方法请与您宝贝的主管医生或药师详细咨询。

强心药物

一些较为复杂的先天性心脏病可能会对心脏功能造成较为严重的影响，需要应用强心药物。手术后心脏功能的恢复可能会需要强心药物的支持。

所谓强心药物，是指能够增强心肌收缩力、增加心排血量、治疗心功能不全的药物。最常见的口服强心药是地高辛。

很多宝爸宝妈对地高辛并不陌生，有的宝贝从被诊断出先天性心脏病的那一天，就开始服用地高辛酏(yì)剂了。地高辛的作用包括：减慢心率、抑制心脏传导、增强心肌收缩力、增加心脏射血。适用于充血性心力衰竭、心房颤动、心房扑动、阵发性室上性心动过速等情况。使用过量的地高辛可能引起恶心、呕吐、视觉异常(黄视)、心律失常等。因此，如果孩子要长期使用地高辛，最好定期监测血液中的地高辛浓度，避免药物过量。服用地高辛期间，宝爸宝妈一定要关注孩子的心率变化，如果发现心率明显减低，要引起警惕，并于医生沟通，看是否需要停药。

除此以外，如果孩子在服用钙剂，应注意和地高辛错开时间服用。

其他可能在医院里用到的强心药物还包括毛花苷丙、多巴胺、多巴酚丁胺等，这些药物多是采用静脉给药，不会在出院后使用。

利尿与补钾药物

心脏的本质其实就是一个泵血的血泵。在和宝爸宝妈交流的时候，我们曾经打过一个比方：心脏的工作，就像是一辆运输车在运送货物。货物运送的效率取决于三个因素：一是运输车的动力；二是车上货物的数量；三是路况。车的动力就是心脏的收缩功能，如果动力不足，可以使用强心药物；车上的货物就是有效的循环血量，也叫心脏的前负荷——货物越多，车的负担越重，行驶就越费力；路况就是动脉血管的阻力，也叫心脏的后负荷——路况越差，车辆行驶越难。无论这三个条件中的哪一个出了问题，都会导致心脏的有效排血量减少，也就是医生们口中所说的“低心排”。

在某些情况下，为了减少心脏的工作负担，需要一方面控制水分摄入，一方面适当增加尿量，对病情较重的孩子实施“液体管理”。增加尿量的药物就是利尿药，这些药物的作用包括：促进水、钠的排泄，降低心脏的容量负荷，减轻组织水肿和肺淤血。最常用的利尿药物是呋塞米(强效)、氢氯噻嗪(中效)、螺内酯(弱效、保钾)。需要说明的是，对于大多数患有简单先天性心脏病且救治及时的孩子，心脏功能受到的影响很小，出院可以无须服用强心、利尿药物。

长期使用利尿药物可能会造成血液中钠离子、钾离子、氯离子随着大量尿液丢失，出现离子紊乱、酸碱失衡，严重的甚至会造成心律失常。为了预防这类情况,可能会在为孩子开具利尿药的同时配以一定剂量的补钾药物,如氯化钾缓释片/胶囊、枸橼酸钾颗粒或门冬氨酸钾镁等。

抗心律失常药物

心脏手术后可能会出现心律失常,严重的心律失常往往需要药物控制。常用的抗心律失常药物包括:

β-受体阻滞剂:通过延长心脏收缩的不应期、减慢房室结的传导来减慢心率,治疗心律失常。除此以外,β-受体阻滞剂还可以用于控制血压、减少心肌耗氧、增加心脏冠状动脉血供等。

钙通道阻滞剂:通过抑制钙离子进入细胞内、防止细胞激动,达到治疗心律失常的目的。常见的钙通道阻滞剂包括:维拉帕米、硝苯地平、地尔硫卓。

胺碘酮:常用来治疗心房颤动、心房扑动、室上性心动过速、室性心律失常等。服用胺碘酮可能会出现的副作用包括:肺纤维化、甲状腺功能异常、视神经病变、肝毒性等。在服用胺碘酮期间,如果宝爸宝妈带孩子出门,应注意做好防晒,避免晒伤。

针对肺动脉高压的药物

肺动脉高压是很多先天性心脏病的继发病变,在手术前、手术后,如果有较高的肺动脉压力,可能都需要药物治疗。合并重度肺动脉高压甚至暂时没有手术指征的宝贝,在服用一段时间的降肺动脉高压药物之后,可以再次进行手术指征的评估。如果压力有一定程度的下降,也许还有手术机会。

治疗肺动脉高压的常见药物有:卡托普利、西地那非、波生坦等。

(郭志鹏)

宝爸宝妈最关心的问题

➤ 为什么宝宝住院很久了还是没安排手术?

可能有以下几种可能:宝宝病情复杂,需要做很多检查明确诊断,需要医疗与诊断团队会诊,商定最佳诊治策略;宝宝除了心脏病之外,还合并一些感染,暂不适宜手术，需要治疗一段时间；孩子的营养状况较差，需要进行营养治疗；孩子处于月经期等。一般来说，医生会向宝爸宝妈介绍孩子的情况，遇到这些情况，宝爸宝妈也可以和主管医护沟通，积极应对，以便早日接受手术治疗。

➢ 为什么医生、护士总让我们进行“手消毒”?

有研究表明，手消毒是有效预防病原体传播、预防医院内感染的最重要手段。医院是一个病菌种类比较繁多、耐药性比较强的地方，无论是医护人员还是家长、孩子，在接触了医院的环境、患者、患者体液和分泌物等之后，手上都可能会沾染病原体。如果不重视手部的卫生，这些病原体就可能通过您的双手传递给自己的宝宝，造成感染。所以，我们会反复地向您强调手卫生的重要性。

医院一般会在病房的很多地方，比如病房门口、床头放置快速手消毒液，洗手池上方也会有六步洗手法的示意图，宝爸宝妈可以在进行手消毒和洗手时参考。

➢ 用别人的血我不放心，可以把我自己的血输给孩子吗?

记得小时候看电视，常常遇到这样的情节：主人公因为某种原因在医院治疗，医护人员跑来说需要某血型的血液。他的亲人或朋友，袖子一撸，喊一嗓子：“抽我的！我是某血型！”然后，下一个镜头就是一只粗壮的胳膊上，鲜红的血液顺着针头连接的胶皮管子被抽了出来……这类剧情给大家造成了一种误解，似乎只要血型一致，都不用化验就可以采用。在此基础上，又引申出另一个误解，即亲人献血用起来比较安全。所以，每当我们和宝爸宝妈交代手术输血可能存在的风险时，常常会被问到上面的问题，“用别人的血我不放心，可以把我自己的血输给孩子吗?”

“对不起，不可以。”原因是这样可能会发生一种叫作输血相关性移植物抗宿主病(Transfusion associated graft-versus-host disease，以下简称 TA-GVHD)的免疫反应。具体是为什么，我们也不知道——因为这个反应的机制现在还不清楚。但可以肯定的是，这种反应一旦发生，后果会非常严重，致死率很高，并且没有有效的治疗方法。而且，这种反应在亲属间发生的概率远高于非亲属间，尤其是父母与子女之间，其发生概率是非亲属间输血时的11~21倍！

此外，不能抽亲人的血，还涉及另一个问题——医院不能采血。这不仅仅是有关法律法规的要求，也是有科学依据的。因为血站采集到的血液，除了会进行传染病的化验，还会在血站进行电离辐射照射，灭活血液中的一些总想着“搞事情”的淋巴细胞可进一步降低TA-GVHD的发生率。

➤ 全身麻醉会让宝宝变傻吗？

很多家长担心麻醉或麻醉药物会影响宝贝的智力发育，这是可以理解的。国外的学者通过研究证实：麻醉暴露与否对智力没有影响，但多次麻醉会使儿童的学习速度和精细运动能力轻度下降。通过这些研究我们可以发现，为孩子的心脏手术而进行全身麻醉对智力没有影响，但是要注意尽量减少接受麻醉的次数。除去大孩子的介入手术，心脏手术大多数是需要全身麻醉的，但是麻醉科医生会为每一个宝宝进行全面的麻醉前评估，为宝宝的麻醉管理和术后治疗制订个体化的方案。所以，宝爸宝妈不必过多担心这个问题。

➤ 做完手术孩子会不会很痛？

疼痛是手术后最常见的并发症，孩子做完手术可能会有不同程度的疼痛，但根据我们在临床上的观察，其实孩子的疼痛程度要比大家想象的轻。而且，随着时间的推移，疼痛的程度会进一步减轻。

术后早期，医生会为孩子应用镇痛的药物，在引流管拔除后，疼痛就会减轻很多，一般就会停用静脉镇痛药物，改为间断口服对乙酰氨基酚或布洛芬的滴剂。出院后，如果宝爸宝妈发现孩子有疼痛的情况，也可以为孩子服用上述药物，但是应详细阅读说明书上的内容，尤其是给药剂量、给药时间间隔以及每日最大剂量限制。

➤ 吃母乳的孩子在监护室如何喂养？

如果宝宝是吃母乳，请与病房责任护士沟通。他会和监护室的医护人员进行交班，还会告诉您母乳的收集、储存和运送等注意事项。当宝宝在监护室需要母乳时，他们会联系您，请保持手机开机状态，保证随时可以联系到您，您就可以给宝宝送母乳啦。一些医院会有专门的母乳储存冰箱和严格的母乳管理制度，保证母乳安全。如果没有，您可以自行准备一个小冰包，便于保存收集好的母乳。

➤ 孩子做完手术发烧了怎么办？

在手术后，体温升高是比较常见的正常现象。只要体温不高于 38.5℃，且孩子未见有感染的征象，就可以先进行对症处理。体温过高的时候，要通过查体、化验等方式排除孩子感染的可能性，可能也会同时应用退热药物。如果孩子是因为感染发热，无论是住院还是回家以后，都应该进行针对性的治疗。

此外，宝爸宝妈还要注意两点：

其一，在确保孩子心脏功能不受影响的情况下，请尽量避免孩子因脱水而发热。大的孩子会用语言来表达口渴，小宝贝们不会说话，就需要宝爸宝妈多多观察孩子的情况了。比如囟门是不是因脱水而塌陷了？眼球是不是没有那么水润了？哭的时候是不是眼泪太少了？嘴唇有没有干裂？孩子是不是尿量减少了？尿的颜色是不是太深了？体重是不是比昨天明显减轻了？如果孩子是因为脱水而发热，只需适当增加水分摄入即可。

其二，根据环境的温度为孩子及时增减衣物。日常工作中，常会见到一些家长在孩子住院期间让孩子病号服里面还穿着秋衣、毛衣甚至小棉袄。我们有时候会开玩笑地问她：“你自己这么穿热不热？你都觉得热，为什么要给孩子捂成这样呢？”各地的育儿观念不同，请宝爸宝妈一定注意。病房内一般温度适宜，是不必给孩子穿太厚的，如果回家后家里没有暖气或室温较低，可以适当增加衣物，但也不宜过厚。过厚的衣物同样会造成孩子体温升高，一般把衣物减少一点，体温就正常了。

（刘爽）

第 5 章

术后康复

刚刚好，看见你幸福的样子，于是幸福着你的幸福。

——村上春树《舞舞舞》

出院注意事项

术后切口护理

术后手术切口一般采用可吸收缝线，不进行拆线处理。一般情况下，术后7天对引流管处的缝线进行拆除。孩子出院时手术切口还没有完全愈合，在出院之前会给孩子的切口进行换药，更换清洁干净的纱布。拆线后，手术切口上的纱布保留两天之后即可取下。但是宝爸宝妈一定要注意，虽然纱布取下来了，但并不是说切口就没有感染的风险了，所以对切口的关注和护理仍要继续。那回家后需要注意什么呢？首先您需要每天检查孩子的伤口，识别切口哪些情况是不正常的，如果切口红肿、发热、异常疼痛（或不会说话的小宝宝总是有不明原因的哭闹，在触碰伤口附近时哭闹加重）、有渗血渗液从手术切口流出，这些都是不正常的，都需要及时就医。另外要注意手术切口的干燥，勿接触水，不要在伤口上涂抹任何护肤膏。注意不要让孩子抠伤口，有结痂处让其自然脱落，对于小婴儿可以给他们手上套小袜子。切口结痂自行脱落后就可以洗澡了，但尽量避免盆浴，不要使用刺激性的肥皂，不要用力摩擦切口处皮肤。

术后疼痛问题

孩子手术后很可能会有疼痛的感觉，尤其是胸部侧切口的手术，可能疼痛会相对更严重一些。术后疼痛在手术刚完成时最为剧烈，所以此时一般都会有镇痛治疗。此后，随着伤口的愈合，疼痛会逐渐减轻。

术后疼痛可以通过一些药物和物理及心理疗法相结合进行缓解。当孩子回家以后伤口出现疼痛时,宝爸宝妈可以先尝试通过安慰孩子、转移孩子对疼痛的注意力(比如玩具、绘本、游戏等)来改善疼痛的情况。如果孩子疼痛时间较长,可以适量服用镇痛药物,例如每 4~6 小时服用一次对乙酰氨基酚或布洛芬的混悬滴剂。注意,这两类药物选择一种即可,不建议交替服用。

术后喂养问题

孩子正处于生长发育的关键阶段,并且手术后身体及切口恢复也需要丰富、均衡的营养支持。为了保证孩子的营养均衡,宝爸宝妈应确保孩子能够摄入足够的肉、蛋、奶、蔬菜、水果、主食,来获取生长和康复所需的蛋白质、脂肪、碳水化合物以及维生素、膳食纤维和微量元素。当您离开医院时,可以和责任护士沟通,了解如下问题:

- 您的孩子正在食用的食物类型。
- 为了让孩子获取足够的营养和热量并且不会脱水,每天需要的最少饮食量。
- 如何判断孩子有没有脱水呢?常见表现为尿少,口干,如果孩子在一岁以下,孩子头部最柔软的地方(即囟门)有凹陷。
- 如果孩子有喂养问题,体重增加缓慢,需要紧密进行门诊营养师随诊。
- 如果您的孩子需要母乳或配方奶,尽量将喂养时间控制在 30 分钟以内,确保孩子不会太累。

术后孩子什么时候可以上学?

术后恢复因病情不同会有所差异,一般为 3 个月到半年。

孩子在手术 2 周后就能回到学校上学了。有的宝爸宝妈会跟我们说:“打算让孩子留一级”,其实多数情况下真的没有必要。另外有一点是宝爸宝妈要注意的:孩子返校上课时,应向老师和同学做一个简单的交代,避免在学校进行剧烈活动或受到严重的冲撞。婴幼儿在手术 2 周后回到托儿所或学校,如果在托儿所或学校出现感染,应该推迟到手术后 4 周。

当孩子重返校园时,一定要叮嘱孩子养成良好的洗手习惯,避免接触生病的人,尽量避免发生感染,对心脏手术后的孩子来说尤为重要。

术后活动问题

术后孩子需要适当规律的活动，这样能够更好地促进孩子的恢复。但是，术后几个星期孩子的活动仍然需要小心。这里有一个活动建议表，供宝爸宝妈参考（表 5.1 和表 5.2）。

表 5.1　针对婴儿的活动建议

时间	活动建议
手术后 2 周，或伤口完全愈合前	避免可能会影响伤口的活动 避免俯卧位 过了这个时期，在婴儿正常发展的阶段俯卧位是被鼓励的
直到术后 6 周	在所有活动中保护胸部肌肉和骨骼 鼓励婴儿俯卧，促进正常的生长发育过程 从头颈部和臀部抱起婴儿 避免从胳膊下提起婴儿 避免改为坐姿或穿衣时牵拉上肢

表 5.2　针对幼儿、儿童和青少年的活动建议

时间	活动建议
手术后 2 周，或伤口完全愈合	避免可能会影响伤口的活动 避免俯卧位
直到术后 6 周	在所有活动中保护胸部肌肉和骨骼 从头颈部和臀部抱起幼儿 避免从胳膊下提起幼儿 避免推（拉）重物 避免做俯卧撑、仰卧起坐及牵拉上肢的动作 避免手臂做画圈运动如游泳
直到术后 12 周	在所有活动期间保护胸部骨骼与肌肉 除了那些可能会对胸部骨骼肌肉有影响的活动，如过分激烈地玩耍、投掷球、足球、曲棍球、空手道等，日常活动均不受影响

术后服药问题

孩子出院后可能要在一段时间内服用一些药物，那么如何正确安全地服药呢？首先，每天应在同一时间喂药，根据医嘱服药时间进行规律服药。如果没有特殊说明必须饭后服用的药物，最好让孩子在吃饭前把药吃下去，因为孩子在饿的时候吃药，不太容易把药吐出来。尽量不要在药品中添加食物或饮料，如果必须把药品添加到食品或饮料中，应该尽可能少加食物或饮料，让孩子服用完全部的药物。每次使用后记得清洁服药的容器、勺子或药杯。

如果吃药后孩子马上吐出所有的剂量，可以按照原有的剂量给孩子补服一次，如果孩子服药后 15~20 分钟呕吐，就不要再补服了。如果在规定的时间忘记给孩子服药或服药晚了不到 1 小时，给孩子补服一次就可以了，如果服药晚了超过 1 小时，在下一次服药的时间按规定剂量服药，不要加量。如果您不知道该怎么做，一定要给孩子的医生打电话。

其他需要记住的事情有：每次到医院复查或就诊都要带上孩子所有的药。在任何时候，都要把药放到孩子拿不到的地方。

术后常规注意事项

要保证孩子生活规律，注意休息，保证充足睡眠，有助于减轻心脏负担。环境温度要适宜，一般维持室内温度在 22℃~26℃之间。注意个人卫生，照顾孩子的家长和孩子都要加强洗手，防止感染。家人及客人不要在患儿居住的卧室吸烟，勤通风，开窗时要注意保暖，时间不宜过长。

术后早期孩子体质弱，易感染疾病，尤以呼吸道疾病多见，且容易并发心力衰竭，故应仔细护理，随着季节的变换及时增减衣服。如果家中有上呼吸道感染的患者出现，应采取隔离措施，平时尽量少带患儿去公共场所，在传染病高发季节尤其要及早采取预防措施。一般患儿出院 3 个月内不宜到公共场所活动，防止感染疾病。

要注意患儿睡眠姿势，前胸正中切口者为防止术后胸骨畸形成“鸡胸”，睡觉时尽量仰卧位，少侧卧。术后半年到一年出现轻度“鸡胸”属于正常现象，一般两年后能够逐渐恢复正常。

术后何时打疫苗

• 先天性心脏病不是打疫苗的禁忌证，孩子出现发烧、腹泻、肺炎等其他疾病时不能打疫苗，可在这些疾病治好后补打。

• 先天性心脏病的宝宝体质偏弱，应该接种流感疫苗。

• 手术前后 3~4 周内不建议接种疫苗，随后应按时补种各种疫苗。

• 免疫缺陷和心脏移植的宝宝，不建议接种疫苗。

术后复查计划

出院后应遵医嘱按时来院复诊，以便医生了解宝贝的康复情况，制订下一步的治疗计划。进一步的复诊时间复查时医生会详细告知。病情有变化时及时通过服务热线预约复诊。在复诊之前，您可以把想问的问题提前写下来，带到医院向医生咨询。如果因为特殊原因不能按时间复查，应尽早给复查的医院打电话，调整时间。复查内容包括心脏查体、用药指导、复查心电图、心脏彩超、X 线胸片及必要的化验检查。

术后遇到下列情况请到医院检查

• 手术切口出现红、肿、热、痛、渗血、渗液。

• 饮食的变化，如突然之间孩子不爱吃东西，吃奶的孩子出现吃奶费力、停顿频繁，伴大汗、烦躁、心率过快、呼吸急促、口周发绀等，应警惕心力衰竭。孩子的眼睑、面部、手、脚、双腿肿胀，男孩生殖器部位肿胀或排尿减少，也要警惕心力衰竭。

• 不明原因的 38℃以上持续高热。

• 呼吸加快，特别是睡觉时，或睡觉时打鼾、出汗增多、持续咳嗽。

• 孩子特别爱睡觉，叫也叫不醒，或烦躁不安，怎么也哄不好。

• 孩子脸色苍白，皮肤有花斑，嘴唇和舌头或指甲床青紫。

• 如果新生儿出现腹胀、腹泻、呕吐、便血等，要警惕新生儿坏死性小肠结肠炎，需及时就诊。

（郝英）

营养支持

由于疾病的原因，罹患先天性心脏病的孩子常常因为心功能不全和呼吸运动增加而导致高代谢状态，往往需要更多的能量，但由于乏力、呼吸困难和反复肺部感染，孩子经常会存在摄入食物困难且不足的情况，所以，营养不良在先天性心脏病宝宝特别是新生儿和婴幼儿中比较多见。心脏手术是一个高耗能的过程，需要有足够的能量和营养储备。良好的营养状况，可以使手术有更好的保障。当先天性心脏病合并心力衰竭、肺动脉高压这些高危风险因素时，如果不特别关注，将会对宝宝术后恢复和生长发育产生十分不利的影响。另一方面，由于先天性心脏病尤其是复杂先天性心脏病的特殊病理生理，为了避免心脏负担加重，大多数孩子在液体管理上都比较严格，对于我们的营养治疗也提出了更多的挑战。临床上有时会遇到如下的情况：先天性心脏病的宝宝营养状况很差，需要补充足够的营养和热量，但是又要限制水分的摄入量，只好增加配方奶粉的浓度，可是过浓的奶又会增加“坏死性小肠结肠炎”的风险，所以需要有专业的营养师来制订营养治疗方案。

营养不良是指营养物质、能量供给与确保机体生长发育、维持具体功能需求之间的细胞失衡状态。在先天性心脏病宝宝中，常常表现为生长发育迟缓、体重明显低于正常婴幼儿、皮下脂肪减少甚至水肿等，严重者会引发其他器官系统的功能紊乱。重视先天性心脏病宝宝术前和术后的营养状况，是整个疾病治疗康复过程中非常重要的一环，提供足够的能量和蛋白质而不增加过多的液体负荷是对先天性心脏病患儿营养治疗的关键。

在宝宝出生之时，就应该开始做营养评估和监测了。如果宝宝需要住院，在入院、术前、术后及出院时均需要进行营养评估，包括身高(身长)、体重、头围、中上臂围、皮褶厚度及各种实验室指标等。如果爸爸妈妈在家里做简易的营养监测，可采用世界卫生组织(WHO)的“儿童生长标准曲线”来进行。体重和身长是反映婴幼儿营养状况的最直观的指标，一般 6 月龄内婴儿每半个月测量一次身长和体重，7~24 个月龄每 3 个月测一次，术后康复期可适当增加测量次数。

“儿童生长曲线”是我们判断宝宝生长发育和喂养情况的重要依据。从婴儿出生起，即可将其每次体检时的身长、体重、头围等数据按照月龄标点在相应的生长曲线图上。如果落在标准曲线 3%~97%之间（或在 z 评分的-2~+2 之间），则说明宝宝的营养状况是正常的，然后将各个时期的数据点连接起来，形成的曲线就是该宝宝的生长曲线。若与中位线基本平行，则说明宝宝生长发育和营养供给都是正常的，如果有明显偏离，无论是偏高还是偏低，都不是合适的生长轨迹，则需要根据疾病和身体情况来调整喂养方案，避免营养缺乏或过度喂养，以使宝宝能获取到合理的营养供给和健康生长。

我们要认识到，妈妈的母乳是宝宝最好的天然食物。纯母乳喂养可提供 6 月龄内婴儿的一切营养需求，并且利于婴儿肠道健康菌群的建立，提高宝宝抵抗力、降低感染性疾病和过敏发生的风险。母乳喂养还能有效促进母子间情感交流，增强宝宝的安全感，满足婴幼儿的情感需要，是最为经济、方便、安全的喂养方式。如有可能，请尽可能给予宝宝母乳喂养，即便有些妈妈母乳量少或不方便，我们也应秉承“有多少喂多少”的原则，只要有一点就要给宝宝，不要轻易放弃。

如果母乳不足以保证宝宝的全部营养需求，则可以考虑添加母乳强化剂的方式来强化母乳内的营养素，提高母乳能量密度。若仍不能满足需求或没有母乳，这时候才应该选择相应的婴儿配方奶粉或营养配方粉来替代母乳喂养。婴儿配方奶粉是以婴幼儿营养需要和母乳的研究成分为指导，用牛奶或羊奶为基础原料，经过营养素的强化设计配制而成，可以基本满足 6 月龄内婴儿生长发育的营养需求。目前市面上各种婴儿奶粉种类很多，分不同月龄、阶段以及早产儿、低体重儿等不同分型，爸爸妈妈可根据宝宝的情况选择相应的配方奶粉，按产品说明的方法进行配制（图 5.1 至图 5.4）。

前面已经提到，对于先天性心脏病宝宝，喂养过程常常较复杂，需要根据孩子的身体状况和病情而定。一般在围术期可能遇到如下几种情况：①手术前对宝宝的营养状况有一定要求，但是喂养一段时间后宝宝的身长、体重仍不能追赶生长至正常范围；②在手术后的一段时期内，医生要求严格限制其液体入量，以防止喝得太多，宝宝的心脏负担太重，承受不了这么多的容量负荷；③复杂先天性心脏病术后，孩子的营养状况太差，对术后恢复产生很大影响。

每当遇到上述状况，可能需要按体重热卡计算，重新调整配方奶的浓度，或

男童体重年龄标准曲线

World Health Organization

0-5岁（z值）

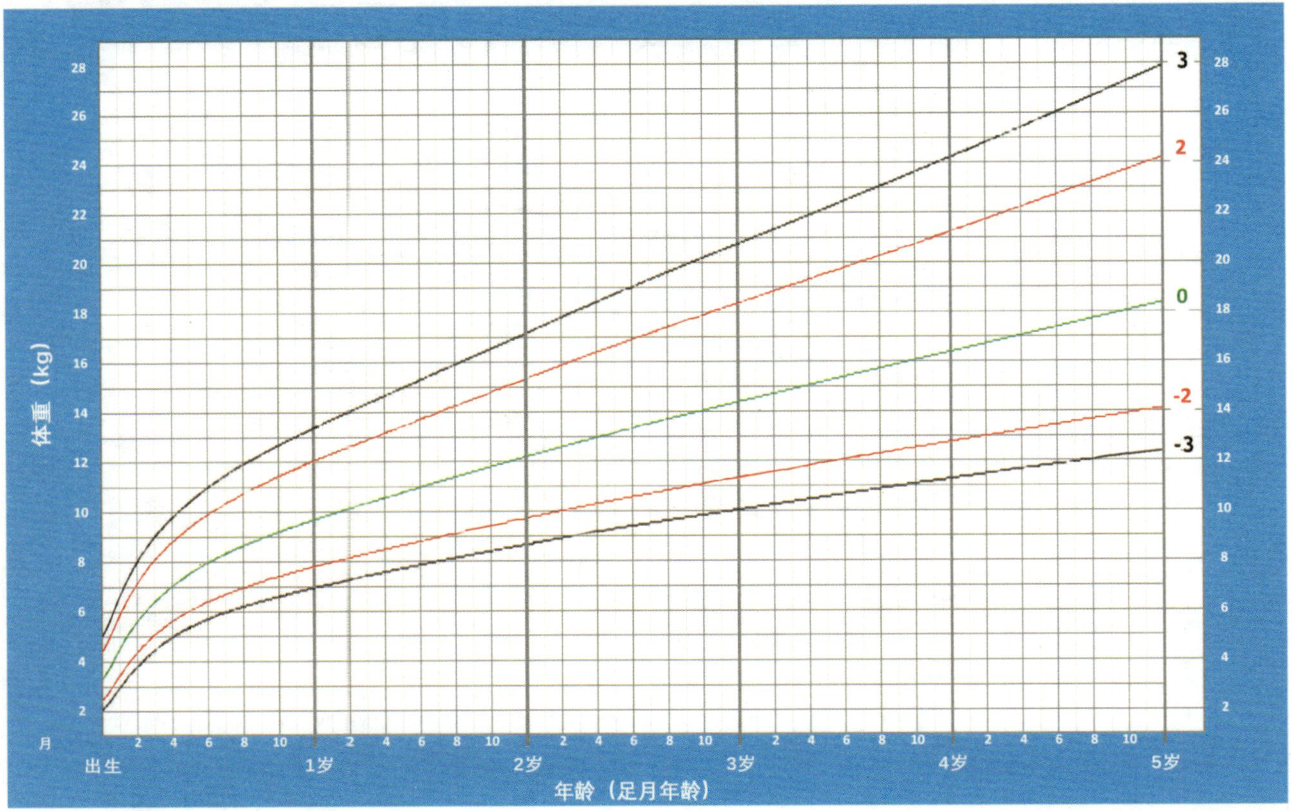

世界卫生组织（WHO）儿童生长标准

图 5.1 男童体重年龄标准曲线

女童体重年龄标准曲线

0-5岁（z值）

World Health Organization

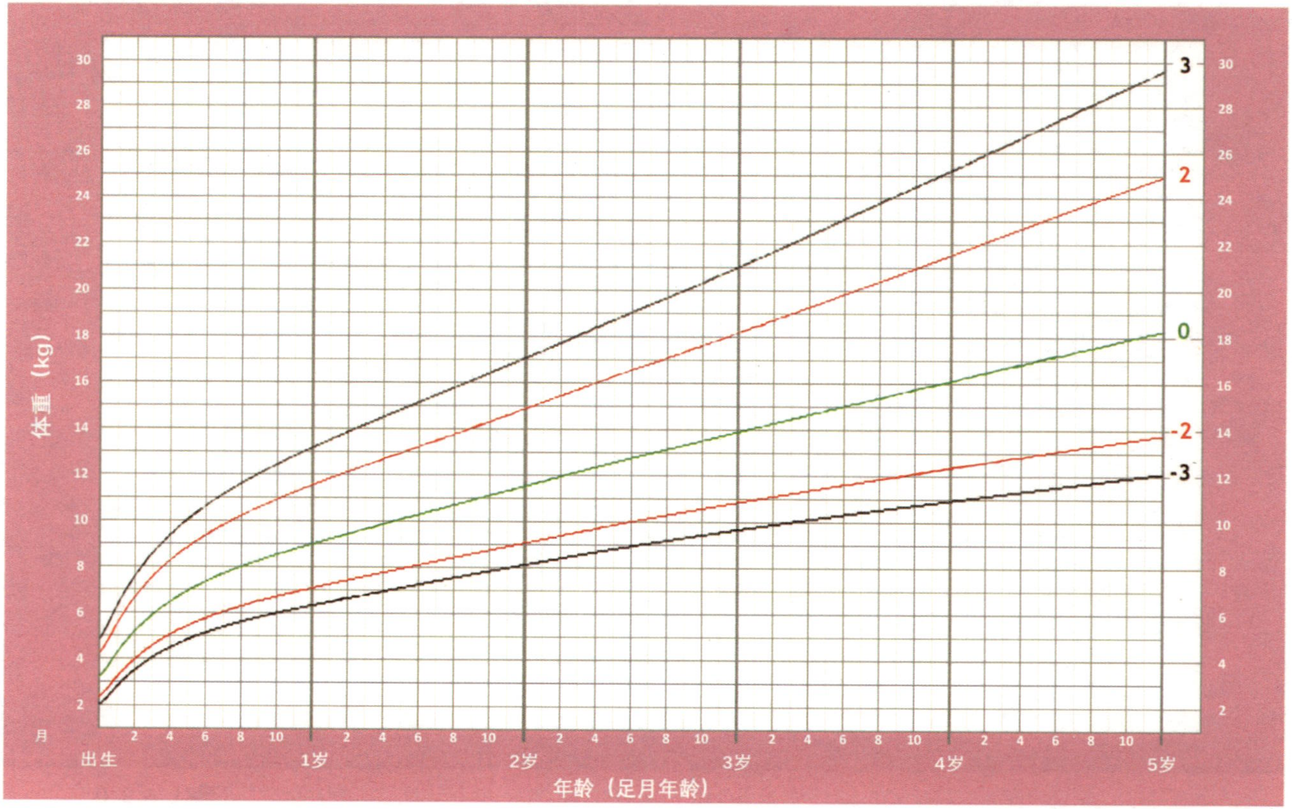

世界卫生组织（WHO）儿童生长标准

图 5.2　女童体重年龄标准曲线

男童身长/身高年龄标准曲线

World Health Organization

0-5岁（z值）

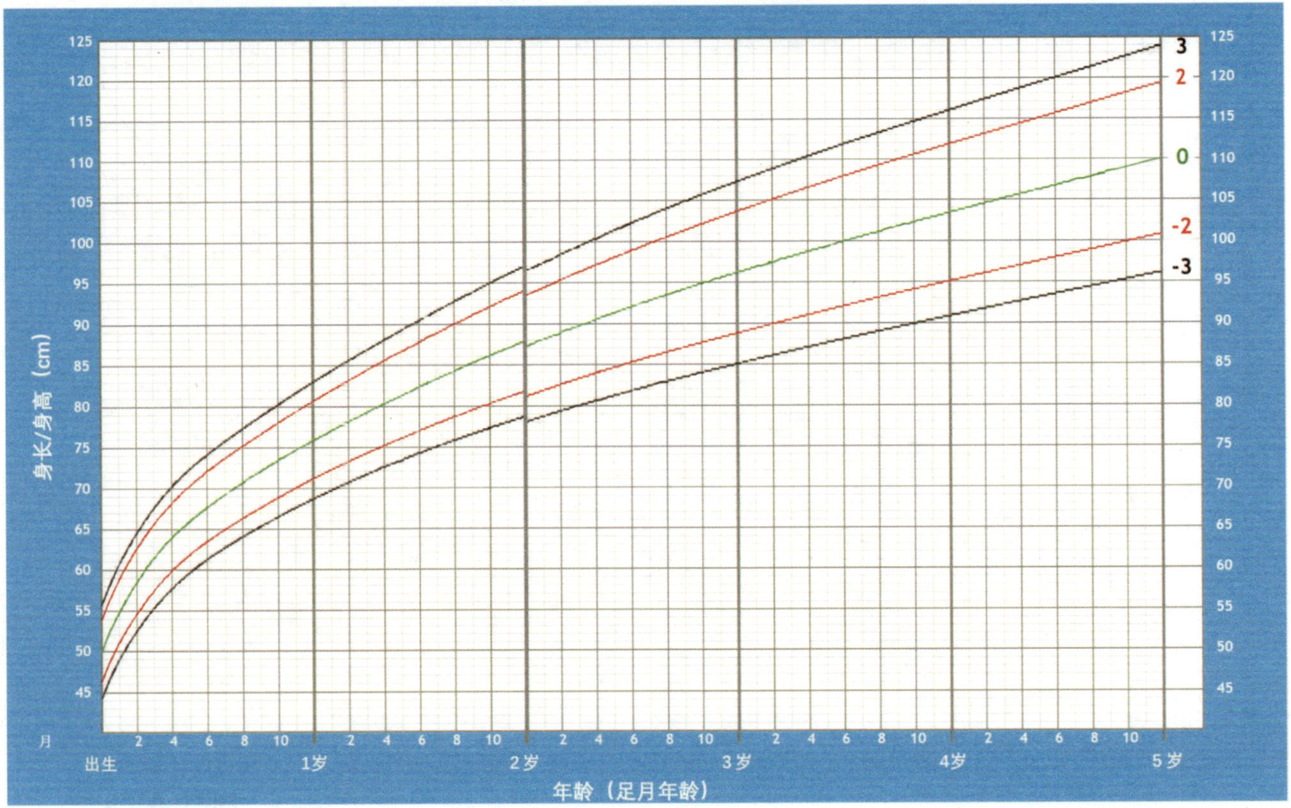

世界卫生组织（WHO）儿童生长标准

图 5.3 男童身长(身高)年龄标准曲线

女童身长/身高年龄标准曲线

World Health Organization

0-5岁（z值）

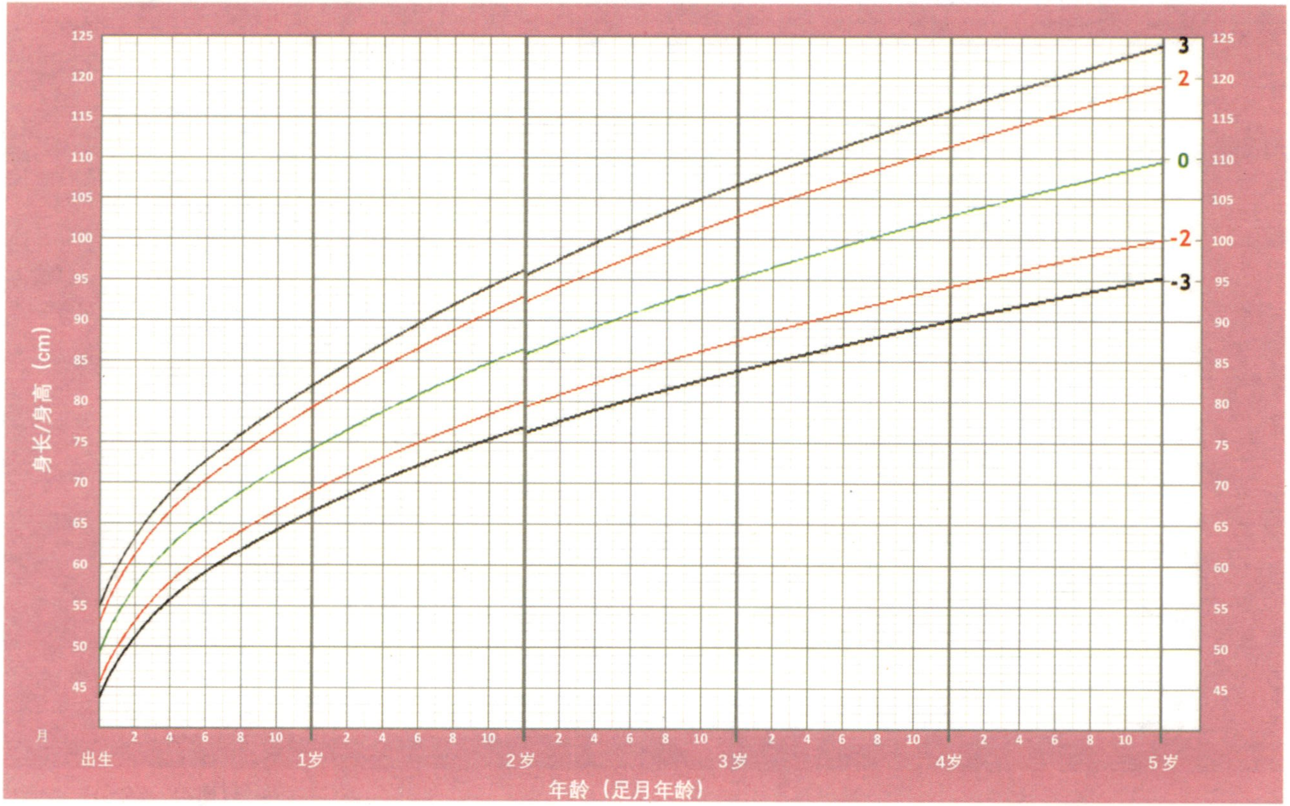

世界卫生组织（WHO）儿童生长标准

图 5.4　女童身长(身高)年龄标准曲线

者应用特殊配方的医用儿科营养配方粉，配制高能量营养液，以保证宝宝在有限的液体摄入里得到更多的能量和营养素。目前，很多品牌都有各种儿科营养配方粉，如纽荃星、小百肽、小佳膳等，有整蛋白、游离氨基酸或短肽等不同配方，适合于不同阶段的先天性心脏病宝宝，可以达到更高能量的需求，促进术后康复，满足生长发育或追赶生长。但宝爸宝妈一定要注意的是，配制奶也并不能一味地增加浓度、能量越高就越好，还要综合考虑每个宝宝的病情、身体状况以及肠道耐受性等。在调整奶粉浓度或应用医用配方营养粉时，最好能咨询儿科医生或营养师，经过专业人士的指导，为宝宝制订属于他自己的个体化营养方案，才是最科学安全的方式。

当宝宝满 6 月龄以上时，单纯母乳或婴儿配方奶已不能完全满足其对营养的全部需求，需要逐步添加辅食喂养，可以从富含铁元素的糊状食物开始，比如高铁婴儿米粉、蛋黄、肝泥等，逐渐加入菜泥、果泥、肉泥和一定量的谷物。辅食添加的原则是一次只加一种新食物，由少到多，从单一到混合，逐渐增加次数和品种，如宝宝出现呕吐、腹泻或皮肤过敏等不良反应，可暂停喂养，待症状消失后再从少量开始尝试，如仍有相同不良反应，则应立即咨询医生判定是否对某种食物成分过敏。仍需注意的是，虽然宝宝的食谱越来越丰富，但在 2 岁之前母乳仍是非常重要的营养来源，建议每次先进行母乳喂养，然后再尝试给宝宝喂辅食。

有些宝宝在手术后可能会出现一些并发症，比如乳糜胸，即经胸导管回流的淋巴乳糜液出现了外漏，并积存于胸膜腔内，这时医生会使用胸腔引流管引出额外的液体。如果身体不停地产生过多的乳糜液，孩子可能会需要“最小脂肪饮食”。这种特殊饮食将会降低身体产生乳糜的数量，有助于防止液体再次积聚，以促进快速康复。总的来说，在乳糜胸治疗阶段，宝宝应尽可能地避免食用脂肪，饮食中的脂肪含量越低，身体产生的乳糜就越少。宝爸宝妈在选择适合孩子年龄的食物的时候，不要添加任何植物油、黄油、人造黄油或其他油脂，并尽量应用低脂肪的烹饪方法，如蒸、煮、烘烤等。具体来说，除了米面、蔬菜、水果（除牛油果）可以任意选择外，还需避免各种隐藏的高脂肪食品，比如用低脂或脱脂奶制品代替普通牛奶或奶酪，避免吃蛋黄、花生酱、坚果及油炸食品，尽量选择蛋清、果酱、去皮鸡肉和无油饼干等食物。一般最小脂肪饮食需持续 1~2 个月，具体还需遵照医嘱。

总之，需要特别提醒爸爸妈妈的是，婴儿出生至2周岁阶段是生命早期生长发育的黄金阶段。这个时期能否提供良好营养和科学喂养，对宝宝的体格生长、智力发育和免疫功能等许多后续健康均能产生至关重要的影响，而先天性心脏病宝宝是营养不良的高危人群，围术期能量消耗增加，营养状况直接影响到孩子的康复过程，此时更应格外注意是否存在营养问题，参照生长曲线来监测营养状况是最基础而必要的手段，如有发生营养不良趋势，要及时咨询儿科医生或营养师。如果遇到宝宝拒食或其他不能经口进食的情况，应遵照医生建议及时采取措施，必要时还有可能需要放置鼻饲管或胃肠造口管，通过特殊的管路来提供足够的营养，千万不要因为病情而耽误和错过了宝宝生长发育的关键时期。

（白绍蓓）

运动治疗

谈到先天性心脏病孩子的运动和康复问题，许多家长、医护人员、教育工作者和其他卫生专业人员对此都存有不同程度的疑问。事实上，对于先天性心脏病的孩子，宝爸宝妈以及周围的人往往会对孩子给予一种过度的保护，在主观上限制了孩子的活动，导致孩子们的身体活动能力下降、体重增加。活动对于儿童的身体、情感和心理社会发展是非常必要的。在成长时期养成健康运动的生活习惯，不仅可以改善运动耐力，还可以促进心血管及肌肉骨骼系统的发育，甚至对于开发智力及预防代谢综合征有非常重要的意义。所有的孩子都有运动、玩耍的天性。即使是患有先天性心脏病的宝贝，在容许的范围内，也应该进行适当的运动。基于上述原因，我们提倡先天性心脏病手术后的宝贝们在监护下进行适当的运动。下面，我们将针对先天性心脏病术后和尚未手术者的运动进行简单介绍。

术后病例

先天性心脏病手术后运动疗法的目的是:改善运动能力,提升生活质量,提升孩子对社会生活的参与程度,培养运动习惯,以纠正将来的高血压、糖尿病、脂质异常等冠心病危险因素。

对于大多数接受了根治手术的孩子,先天性心脏病得到了彻底的解剖矫治,手术后的生活质量将会有质的飞跃。此时,孩子会有强烈的活动需要。另一方面,对于很多无法根治的病例,或者需要分期治疗的情况,孩子的心脏会有残留病变,心功能相对较差,因此运动耐力有明显的减低。术后孩子在参与学校和社会生活时,都会受到一定程度的限制。

对于术前运动能力就正常的孩子,术后可以在无监护的条件下进行运动,在孩子身体状况允许的前提下,可以安排孩子在手术后几周返回校园,尽早融入社会。对于仍有残留病变未矫治、可能会接受二次手术或等待下一期手术的孩子,应该在适当的监护下参与运动。

一般来说,我们建议安排孩子进行缓慢增加心率的有氧运动,不建议进行无氧运动。为了防止半途而废,维持孩子对活动的兴趣非常重要,宝爸宝妈可以考虑根据自己宝贝的兴趣点选择一些趣味性的游戏或者类似游戏的活动。

尚未手术的病例

对于多数暂未手术的简单先天性心脏病,孩子的运动能力并未受到明显限制,可以像普通小朋友一样参与运动和游戏。对于主动脉瓣狭窄、二尖瓣反流、主动脉瓣反流等先天性心脏病,在未行手术时,过量的运动可能会诱发严重的心律不齐及心功能不全,因此应该对孩子的运动强度进行适当的限制。

在发绀型先天性心脏病中,低氧血症会导致运动能力低下,甚至是稍微活动一下都可能引发孩子出现呼吸困难。大多数孩子都会自觉地限制自己的活动,导致运动能力大大降低,甚至连正常儿童的 50%都达不到。出于安全性考虑,并不建议为这类孩子安排过多的运动,况且目前也没有证据表明这些运动可以提高孩子的心肺功能。为发绀型先天性心脏病的宝贝安排一些量力而行的活动,适当增加孩子的活动范围,有助于孩子的身心健康发展,促进与社会生活的融合。需要注意的是，宝爸宝妈在陪伴孩子活动的过程中，应随身携带一些简单的辅助设备，比如便携式的氧气袋、饮用水、轮椅等，以应对一些突发状况。

（邵博涵）

宝爸宝妈最关心的问题

➢ 为什么这么快就让我们出院了？

在心脏手术后，只要孩子心脏功能恢复良好，无明确感染，复查满意，一般会尽快安排孩子出院，回家慢慢疗养。术后恢复是一个缓慢的过程，但是如果不需要特殊治疗，就没有必要继续住院了。出院前，医生、护士会向宝爸宝妈详细交代注意事项，必要时还会培训一些护理小技巧，所以当宝爸宝妈掌握了这些内容之后，就可以带着孩子回家了。

➢ 我们可以坐飞机回家吗？

可以肯定的是，大部分的先天性心脏病孩子可以乘坐飞机、高铁，而且飞机、高铁可以明显缩短旅途的时间，减少孩子在路上奔波劳碌的痛苦。少数病情严重的患儿除外。

先天性心脏病孩子出行注意事项：

对于病情较轻、平时无明显症状的孩子，可不必顾忌乘坐飞机、高铁。如果担心晕机、晕车，可在出门前先给孩子服一些防止晕动症的药物。但是要注意，晕车药对神经发育有一定的影响，年龄小的孩子一定要在小儿专业医生的指导下服用。1 岁以下的孩子绝对不能服用晕车药。

对症状严重的先天性心脏病孩子，如果青紫严重、平时易发生“缺氧发作”或反复心力衰竭者，则应慎乘飞机。如果必须出行，需要找专科医生评估。尤其是复杂先天性心脏病，出行前应由心脏专科医生评估其心脏功能，到底能否出行，请听从医生建议。心脏功能不全的孩子，如果必须出行，最好请专业护士、医生陪同，携带氧气袋、急救药物等。

➢ 手术切口会不会留下瘢痕？

孩子的胸部伤口愈合相当快。多数情况下，瘢痕会随着时间的推移逐渐减轻、颜色变淡，但不会完全消失不见。在个别属于瘢痕体质的宝宝中，有时瘢痕会变鼓和变大。如果宝爸宝妈对孩子的瘢痕感到担心，可以在术后伤口结痂脱落后应用瘢痕贴。瘢痕贴能够在一定程度上预防瘢痕过度增生，但实际效果因人而异。如果要彻底去除瘢痕，可能需要专业的人士进行治疗。

➢ 手术时胸骨绑了钢丝，什么时候可以取出钢丝呢？

钢丝一般情况下是不取出来的。如果孩子出现了钢丝断裂、切口感染或钢丝残端刺激皮肤导致疼痛，可以与医生商量是否需要取出钢丝。

➢ 什么时候可以洗澡？

一般来说，如果手术后孩子切口愈合良好，在手术后 7 天左右就可以洗澡了。但是应该注意的是，洗澡应避免盆浴，以淋浴为主，并且要注意控制时间，避免过长时间淋浴。淋浴时，注意浴室环境温度，浴后尽快擦干皮肤并穿好衣物，避免冷热刺激。

➢ 做完手术以后，孩子有什么忌口的食物吗？吃“发物”会不会影响伤口愈合？

“发物”其实是一个中医的概念，在西医里是不存在这种说法的。而且，不同的人对发物的理解也存在很大偏差。一般来说，中医认为能引发旧疾或加重现有疾病的食物就是发物。在我国，人们又把“发物”的概念扩展到了更大的范围，并认为“发物”会影响术后恢复和伤口的愈合，从而出现一些“忌口”的问题。医生们经常会被问道：

手术后能不能吃牛羊肉？

手术后能不能吃海鲜？鱼、虾、螃蟹能吃吗？

手术后能不能喝奶？

除非孩子对某些食物过敏，否则都可以吃。我们的建议是，只有健康均衡的饮食，才能够为孩子提供全面的营养，帮助术后康复。而且并没有证据表明，这些所谓的“忌口”或“发物”会影响孩子的康复和切口愈合。

当然，油炸食品、高热量食品、腌制食品、烧烤食品等，无论是否手术，都建议尽量减少食用。

➢ 孩子手术换了心脏瓣膜，出院后什么时候可以停止服用抗凝药？

一般来说，如果能不换瓣膜，我们尽量主张保留自身瓣膜，进行修复。但对一些瓣膜病变严重，且心脏和瓣环已经扩大，或是发育接近成年人体格的孩子，可能会考虑行瓣膜置换手术。人造瓣膜大致分为两类：生物瓣膜和机械瓣膜。考虑到瓣膜材质的耐久性，多数会置换机械瓣膜。如果手术时选择的是生物瓣膜，抗凝一般需要3~6个月。如果是机械瓣膜，则需要终身服用华法林抗凝，即使出院后也不能停用。为确保抗凝药物服用后的安全性，请定期带孩子复查凝血酶原时间，根据化验结果调整药物剂量。另外，建议宝爸宝妈详细阅读华法林药盒里的说明书，该药与多种药物、食物有协同或拮抗作用。如果长期服用某种药物，应注意监测凝血酶原时间的变化情况，及时调整药量。

我们在临床上总是不厌其烦地向宝爸宝妈甚至是一些年龄比较大、能听懂的孩子交代规律服用抗凝药物及监测凝血酶原时间的重要性。之所以这样做，是因为我们见过因抗凝过量导致出血的病例，也见过因为擅自停用抗凝药物导致脑梗的孩子。我们多强调一次，或许就可以避免一个悲剧的发生……

➢ 小姑娘吃了华法林，是不是长大以后就不能生孩子了？如果生孩子会不会大出血？

服用华法林并不是怀孕的禁忌，但是由于服用这种药物，妊娠的过程确实会麻烦一些，风险也的确远高于普通孕产妇。具体来说，妊娠前3个月，由于华法林有导致胎儿畸形的可能，应停用并改为低分子肝素；妊娠36周后，为避免大量出血风险，也应改为肝素抗凝。同时，应监测Xa因子，确保数值波动于0.8~1.2。

再次强调，服用华法林后妊娠风险较高，请再三权衡并与妇产科医生商榷。

手术后孩子可不可以做磁共振？

做过心脏手术的孩子，如果因为某些原因需要做磁共振检查，会不会有危险呢？以往人们的顾虑主要来自两个方面：第一，磁共振的磁吸作用很强，是否有可能会造成体内的植入物或者钢丝移位，甚至被吸出来；第二，在做检查的过程中，植入物温度会升高，是否对人体有害。

2007 年和 2010 年，美国心脏病学会（ACC）、美国心脏协会（AHA）、北美心血管影像学会（NASCI）等权威组织发布了《心血管器械植入患者 MRI 检查安全性科学申明》和《心血管磁共振专家共识》，才逐渐真相大白。

小朋友进行心脏手术后，可能存留的“金属”异物包括：钢丝、瓣膜、成型环、封堵器、起搏器等。这里之所以要给“金属”加引号，是因为有的植入物的主要成分根本都不是金属。

钢丝在胸骨上固定牢固，且不锈钢的主要成分是铬和镍，为弱磁或无磁材质。在核磁检查的过程中是安全的，局部可能会有温度升高，但不会超过 1℃，所以不用担心。

大多数机械瓣膜和成型环都是弱磁性的，可以接受磁共振检查，局部升高不到 1℃的温度，但即使这么少的热量也会很快就被迅速流过的血液稀释。

封堵器手术后，请咨询您的主管医生使用的是什么类型的封堵器。对于无磁的封堵器或者是陶瓷封堵器，随时可以做磁共振检查；如果是弱磁性的，建议术后 6 周再进行磁共振检查。

起搏器一般被认为是做磁共振检查的绝对禁忌证。在 2011 年，美国食品与药物监督管理局（FDA）通过了首款可在磁共振检查中安全使用的起搏器设备。早先也曾有实验证实了某些品牌某些型号的起搏器可以安全接受磁共振检查。但我国并未认可这些兼容磁共振检查的起搏器，所以目前仍是禁忌证。如果确实有必要，请详细查阅所植入的起搏器型号，并与放射科医生协商。如果孩子的起搏器有“核磁模式”，也可以调至该模式下完成磁共振检查。

为什么孩子做完手术出现了漏斗胸/鸡胸？应该如何预防？

开胸手术时，胸骨被从正中间由上而下地分开，术后虽有钢丝固定，但是其稳定性仍然有所减低。宝爸宝妈在抱孩子时的方法，或者孩子在术后活动、躺卧姿势，都有可能会对胸骨的愈合有不同程度的影响。极端条件下，可能会出现胸廓畸形发育，形成漏斗胸或鸡胸。术后为了预防胸廓的畸形，宝爸宝妈也可选择为孩子使用鸡胸矫正器。如果已经畸形严重，可能需要在小儿外科进行手术治疗。

（刘爽　郭志鹏）

【参考文献】

1. 中华医学会小儿外科学分会心胸外科学组，中华医学会肠外肠内营养学分会儿科学组.先天性心脏病患儿营养支持 2016 专家共识[J],中华小儿外科杂志 2016,37(1):3–8.

2. 中国营养学会.中国居民膳食指南(2016)[M],北京：人民卫生出版社,2016.

3. 王卫平主译. 临床儿科营养(第 2 版)[M],北京：人民卫生出版社,2016.

附录　快问快答

➤ 孩子被诊断为艾森曼格综合征(Eisenmenger Syndrome),说是做不了手术了,那孩子还能活多久?

艾森曼格综合征的患者预期寿命会缩短，但很多可以存活到三四十岁,个别还有存活至七十岁的。

➤ 为何我的宝宝会得先天性心脏病?

与遗传和怀孕早期的病毒感染、接触化学和放射性物质等有关。

➤ 孩子的病会遗传吗?

人们对先天性心脏病在基因、染色体方面的研究还远远不够,不能完全断定先天性心脏病有无遗传的可能性。

➤ 有先天性心脏病就应该吃药?

并非如此。很多简单先天性心脏病对心脏功能的影响很小,基本无须药物的干预。

➤ 孩子有肺动脉高压,会失去手术机会吗?

除非发生极重度的肺动脉高压,一般经过各项检查评估,还是可以进行手术的。

➤ 超声报告上写着"室间隔缺损,室间隔膜部瘤",孩子是得了肿瘤吗?

膜周部室间隔缺损，因三尖瓣隔瓣的粘连形成的膨出结构被称为“膜部瘤”,并非肿瘤。

➤ 手术麻醉会不会让孩子变傻?

目前没有这方面的证据。

➤ 孩子手术后发热,是不是需要输点"消炎药"?

不需要。术后发热不一定是感染。在有明确的感染证据之前,不建议使用抗生素。

出院后孩子发烧了怎么办？

离开医院6周内，如果您怀疑此症状与心脏手术有关，请尽快到心脏科就诊。如果选择普通儿科医院就诊，就医过程中应和接诊医生告知先天性心脏病史，避免输液过多、过快等原因造成心脏负担过重，出现心功能不全。

手术后孩子感冒了能吃药吗？

请征得医生的同意，尤其是当孩子正在服用一些抗凝药物的时候。

手术后有没有忌口的食物？

没有。

手术后还能做磁共振检查吗？

除非是植入了起搏器，需要和您的主管医生确认外，一般情况下是可以的。

什么时候贴瘢痕贴？

手术后伤口结痂脱落，即可使用。但要注意，瘢痕贴效果因人而异。

手术后什么时候取钢丝？

没有特殊情况，不会特意取出钢丝。

手术前后能打疫苗吗？

一般术后4周，孩子的精神、体力基本恢复正常后即可开始免疫接种。如果存在免疫缺陷或进行了心脏移植，则不能接种疫苗。

后记

我在世界上最爱的是你。胜过一切。胜过我所见过的一切。胜过我所读过的一切。胜过我所有的一切。胜过一切。

——杜拉斯《萨瓦纳湾》

为什么我的宝宝会得先天性心脏病?

为什么有的社区医院不给我们打预防针了?

为什么孩子哭的时候嘴唇紫了?

为什么要让我的宝宝做手术,还不能做微创?

为什么住院这么久,还没做手术?

为什么……

在每天的工作中,无论是在门诊的诊室里,还是在心外科的办公室,或是在手术前后的协谈室里,无论是心外科的医生,还是护士,总会被先天性心脏病宝宝的家人反复问到这些问题。那么,我们的回答是否真的不厌其烦?

2005 年,那时我刚刚成为一名心外科的住院医生,看了一部叫作《神迹》(*Something the Lord Made*)的电影。电影介绍的是 1944 年约翰·霍普金斯医院的 Blalock 教授、Taussig 教授以及助手 Vivien 排除各种困难, 在体外循环技术尚未出现的时候,发明了 Blalock–Taussig 分流手术术式,从而拯救了大批以往无法治疗的“蓝婴宝宝(法洛四联症)”的故事(事件详情可见约翰·霍普金斯医

约翰·霍普金斯纪念网页

院的纪念网页）。在今天看来，B-T 分流手术只是一些复杂先天性心脏病的“预备”手术，但在当时，却是唯一可以做的术式。电影之所以给我留下深刻印象，不仅是因为 Blalock 教授的助手 Vivien 受到的种族歧视和挫折，也不仅是因为饰演 Blalock 的 Alan Rickman 还在“哈利·波特”系列电影里扮演了斯内普教授，而是因为这部电影的来历——当年从 B-T 分流手术中获益的患者借此共同纪念该手术问世 60 周年。所以，在我们眼中一台普通的心脏手术，对一位患者、一个家庭来说是比天还要大的事情。很多时候，我们可能并不能真切体会到先天性心脏病宝宝的家人们有多么的焦虑和紧张，有多么的无助……或许应该，不，是必须有这么一本书，一本写给家长们的“秘籍”，为宝爸宝妈们详细说说有关先天性心脏病的那些事，为他们讲讲做手术或者不做手术时应该注意的小贴士。

介绍先天性心脏病，需要涉及心脏的解剖、生理、病理生理，太多晦涩难懂的内容会不会让读者看了一头雾水？斯蒂芬·霍金在写《时间简史》的时候，他的编辑曾经建议他减少书中的公式：每增加一个公式，读者就可能减半。这段话时刻在拷问我：这本书该怎么写才能够通俗易懂？为此，我们尽可能用比喻、类比的方式，用最直白的语言，用更多的图片来描述我们想要表达的内容。目的无非是降低读者理解先天性心脏病的难度，使更多的人能够从中获益，让先天性心脏病宝宝的家长们能熟悉全部的治疗流程，减轻焦虑，和我们共同致力于孩子的康复。

这本书的书写过程中，我们参考了 Richard A. Jonas 编著的 *Comprehensive Surgical Management of Congenital Heart Disease*（*2nd ed*），*Constantine Mavroudis* 等编著的 *Pediatric Cardiac Surgery* （*4th ed*），Nicholas T. Kouchoukos 等编著的 *Kirklin/Barratt-Boyes Cardiac Surgery*（*4th ed*）以及 David D. Yuh 等编著的 *Johns Hopkins Textbook of Cardiothoracic Surgery*（*2nd ed*）。重温这些经典著作，也给了我们再次提升自身知识储备的机会。

感谢我的家人和朋友，你们的支持与理解，是我完成这本书的最大动力。

2020.10